Gefangen im Schmerz

Judith Dagota

Gefangen im Schmerz

Ein Leitfaden zum Krankheitsbild Fibromyalgie

Von Judith Dagota

Edition Lumen

Für meine vielen Freunde, die ebenfalls unter der Krankheit Fibromyalgie leiden und deren verständnisvolle Angehörigen.
Besonders danken möchte ich Herrn Stefan Uckermark und Frau Katharina Dölling für ihre selbstlose Hilfe zur Mitgestaltung des Buches in seiner jetzigen Form. Auch den mutigen Betroffenen, Frau Annett U., Maren H., Ursel F., sowie Jutta Bühne, die uns ihre Krankengeschichten überließen und der anonymen Schreiberin des Textes „Behördenwillkür" gilt mein herzlichstes Dankeschön.
Meine Hochachtung und mein ganz persönlicher Dank gilt der Verlegerin des Lumen Verlags, Frau Petra Pauls.

In eigener Sache
Bitte beachten Sie, dass wir die Krankenberichte von Betroffenen, sowie die Forumsbeiträge in Originalform übernommen und auf Korrekturen verzichtet haben.

1. Auflage Januar 2008
2. Auflage Oktober 2008
3. Auflage Mai 2011
4. Auflage April 2012
Edition Lumen (vormals Lumen Verlag Freiburg)
Eva Michel
Grafenhausen/Hochschwarzwald
Fax: 03212-1059200

Umschlaggestaltung: Petra Pauls
Umschlagbild: Katharina Dölling
Druck: Druckhaus Nomos, Sinzheim
ISBN: 978-3-936544-92-3 (Lumen Verlag)
ISBN: 978-3-943518-03-0

Für all jene Menschen, die durch
ihre Schicksale und Krankheiten in
Außenseiterrollen gedrängt wurden.

INHALT

Vorwort

Mit dem folgenden Buch verbinde ich nicht den Anspruch, ein spezifisches Fachbuch über die Krankheit Fibromyalgie vorstellen zu wollen. Derer gibt es zum derzeitigen Wissensstand bereits genug. Ich möchte hiermit vielmehr meine persönlichen Belastungen und Erfahrungen mit der Krankheit, wie auch die von anderen, ähnlich Betroffenen darlegen. Vielleicht erreichen wir Fibromyalgiepatienten damit, dass unsere Krankheit auch von Unbetroffenen besser verstanden und akzeptiert wird.
Sie werden bei den meisten Erläuterungen keine konkreten Quellenangaben vorfinden. Ich nutzte jedoch umfangreich vorhandene Literatur insbesondere aus dem Internet.
Die wichtigsten Links dazu finden Sie auf den Seiten „Quellenangaben".

Judith Dagota

Schmerz

Es kriecht mir die Beine entlang.
Annektiert Zeh um Zeh.
Besetzt mein Knie.
Bezwingt meine Hüfte.
Schnürt meinen Magen.
Erobert meine Brust.
Schlägt mich auf den Rücken.
Würgt meinen Hals.
Lähmt meinen Kopf.
Verstellt meinen Blick.
Schmerz!

Katharina Dölling
1. Mai 2005

Das Anliegen dieses Buches

Nach vorliegenden vorsichtigen Schätzungen leiden etwa 1,6 Millionen Deutsche unter rätselhaften Schmerzen am ganzen Körper. Zwar ist die Zahl der chronischen Schmerzpatienten noch um Vieles höher, aber bei einer Reihe von Krankheiten ist die heutige Wissenschaft bereits in der Lage, mit Hilfe genauer Tests Krankheiten frühzeitig zu diagnostizieren und dadurch den weiteren Krankheitsverlauf günstiger als bisher zu beeinflussen.
Erwähnung findet hier häufig die chronische Polyarthritis, aber auch der Lupus erythematodes.
Leider ist dies nicht so bei der Krankheit Fibromyalgie, welche nach häufig anzutreffenden Meinungen von Experten offensichtlich auf dem Vormarsch und im Anwachsen begriffen zu sein scheint.
Je mehr ich mich über die Krankheit Fibromyalgie informierte, um so entsetzter musste ich feststellen, wie wenig Wissen in Deutschland über diese Krankheit vorhanden ist. Schon allein der Name Fibromyalgie = Faser Muskel Schmerz, der - vor internationaler Festlegung dieses Namens im Jahre 1992 - in Deutschland meistens als Weichteilrheumatismus bezeichnet wurde, benennt nur eine Seite der Beschwerden der Erkrankung. Mir drängt sich die Vermutung auf, dass Hench im Jahre 1976, als durch ihn der neue Begriff Fibromyalgie geprägt wurde, in keiner Weise ahnte, wie umfangreich das Beschwerdebild dieser Erkrankung wirklich ist. So sorgte gerade der neue Begriff „Fibromyalgie-Syndrom" für sehr viel Unruhe unter der Ärzteschaft. Denn der Faser Muskel Schmerz ist ja im strengen medizinischen Sinne keine Diagnose, sondern lediglich eine Beschreibung des Hauptsymptoms dieser Erkrankung. Für das Krankheitsbild, welches also in Deutschland früher Weichteilrheumatismus genannt wurde, gibt es eine ganze Reihe weiterer Bezeichnungen. Folgende Synonyme sind bekannt:

Generalisierte Tendomyopathie, Weichteilrheuma, Muskulärer Rheuma, Spannungsrheuma, Fibromyositis, Fibrositis, Myofibrositis, Interstitionelle Myofibrositis, Myofaszitis, Myofasziales (Schmerz)Syndrom, Myoskelettales Syndrom, Rheumatic pain modulation disorder, Oligosegmentales myovertebrales Syndrom, Polytope Insertionstendopathie. Alle bezeichneten dasselbe Krankheitsbild. Von psychosozialen Fachbereichen ging man davon aus, dass diese Krankheit, die von Medizinern auch als Generalisierte Tendomyopathie bezeichnet wurde, keine eigenständige rheumatologische Erkrankung sei. Man müsse sie vielmehr dem psychogenen Rheumatismus zuordnen.
Wen verwundert es da, wenn sich eine Anerkennung des NEUEN Krankheitsnamens - aus Amerika kommend - im deutschen Gesundheitswesen so schwer tut. Ja eine ganze Reihe von Medizinern lehnt diese Krankheit als nicht vorhanden schlichtweg ab.
Wie erschreckend für die Patienten dieser Erkrankung, wenn sie nach der Diagnosenstellung durch einen Spezialisten beim nächsten Besuch eines Facharztes erfahren: „Diese Krankheit gibt es überhaupt nicht - Fibromyalgie bezeichnet nur das Symptom, einen Faser Muskel Schmerz!" Meines Erachtens gehören solche Diskrepanzen woanders ausgetragen, als ausgerechnet vor den Patienten.

Um die Verwirrung vollkommen zu machen, wurden dem Krankheitsbild neben den rheumaähnlichen Schmerzen in Muskeln und Sehnen, im Laufe der letzten 10 Jahre äußerst zögerlich immer wieder neue, bzw. weitere Symptome dieser Erkrankung hinzugefügt. Zögerlich meine ich deshalb, weil viele Betroffene bereits die extrem gefächerte Vielfalt dieser Krankheit am eigenen Leibe verspürt hatten. In den deutschen Medien, dem Internet und der Fachwelt jedoch wurden viele der weiteren Symptome erst innerhalb der letzten 2-3 Jahre bekannt, während man sie beispielsweise exakt nach Symptomenbereichen geordnet bereits Jahre vorher im übri-

gen deutsch - und auch englisch sprachigen Raum vorfinden konnte. Besonders durch angeblich stressbedingte und psychosoziale Einflüsse und Belastungen werden die Patienten noch immer allzu schnell in eine Psychoschiene gedrängt, die der Patient zunächst auch notgedrungen akzeptiert, da man bei ihm labormäßig keinerlei oder nur geringfügige Auffälligkeiten feststellen kann. Ganz sicher verstecken auf diese Art auch einige der Ärzte ihr Unwissen und ihre Unfähigkeit, denn nur durch kompetentes Wissen kann eine gezielte therapeutische Hilfe gegen das Fibromyalgie - Syndrom gegeben werden.
Aber ich möchte an dieser Stelle auch unbedingt sagen, dass es zahlreiche Ärzte gibt, die unermüdlich auf der Suche nach wirkungsvollen Therapien sind und sich nicht zu oberflächlichen, den Patienten beleidigende und deprimierende Aussagen hinreißen lassen. Leider gehört auch die bittere Erfahrung abwertender Aussagen zum Alltagsgeschehen vieler Fibromyalgiepatienten.
Durch die Medien kommt es bei der Darstellung dieser „mysteriösen" Krankheit mit den völlig verschiedenartigen Symptomen zu den spektakulärsten Darstellungen der Krankheit. Verständlich wird nun die Unsicherheit, die besonders unter den Hausärzten beim Behandeln der Fibromyalgie vorherrscht. Die strenge Gesetzgebung sowie die derzeitigen umfangreichen finanziellen Kürzungen im Gesundheitswesen lassen dem Allgemeinmediziner allerdings auch nur wenige schmerzlindernde Therapien für seine Patienten offen. Ich denke, dass auch hierin einer der Gründe zu liegen scheint, weshalb noch immer so wenig Wissen über das umfassende Krankheitsbild in ärztlichen Fachkreisen vorhanden ist. Wen wundert es dann, dass in Deutschland die Fibromyalgie nun auch innerhalb der Bevölkerung als mysteriöse Krankheit angesehen und bagatellisiert wird.
Da Ätiologie und Pathogenese, also Krankheitsursache und Krankheitsentwicklung noch unbekannt sind, führt dies leider auch immer wieder zu kontroversen Spekulationen und

Hypothesen. Der Betroffene, der Fibromyalgiker fühlt sich hin und her gerissen zwischen den ihm zugedachten, angeblich verursachenden Persönlichkeitsstrukturen wie: geringe Selbstbehauptung, mangelhafte gemütsmäßige Offenheit, Hyperaktivität als Form der Selbstwert-Regulierung, Aggressions-Hemmung, Neigung zu Depressionen und Angststörungen, unreife Art der Konfliktbewältigung. Auch sei der Fibromyalgiepatient einem häuslichen Familien - Milieu ausgesetzt gewesen, das von emotionaler Vernachlässigung, von körperlicher Gewaltanwendung oder auch vom sexuellen Missbrauch gezeichnet war, aus welchem er bewiesener Maßen stammen müsse.
(Zu lesen auf einer Internetseite, 2007. Autor: Prof. Dr... // Verwunderung tritt dann allerdings beim Leser solcher Informationen auf, wenn er im selben Kapitel auf folgende Aussage stößt: *Es besteht keine einheitliche psychotherapeutische Behandlungsstrategie, da die Wesensart und die Ausgangsbedingungen der Fibromyalgie-Patienten sehr unterschiedlich sind.*)
Dass solche oberflächlichen Gleichmachungen großen Schaden anrichten, steht meines Erachtens außer Frage - ja ich sehe derartige Aussagen als Diskriminierung ganzer Personengruppen an, nämlich die der körperlich schon extrem belasteten Schmerzpatienten, die unter Fibromyalgie leiden. Wen wundert es da, wenn schließlich auch psychische Folgeschäden auftreten können?
Obwohl die Fibromyalgie seit 1992 auch in Deutschland als Krankheit offiziell anerkannt wird, kann heute nach weiteren elf Jahren kaum jemand der Bevölkerung mit diesem Namen etwas anfangen. Selbst überraschend viele Mediziner schauen beim Nennen der Fibromyalgie häufig irritiert oder abfällig lächelnd auf diese Patientengruppe. (Diese Aussage stützt sich auf Erfahrungswerte vieler Betroffener, zu denen auch ich mich zählen muss.)
Da sich die Zahl der Menschen, welche von unsagbaren Schmerzen gequält werden und nirgendwo wirkliche Hilfe

finden, ständig erhöht, scheint sich leider auch ein breiter Betätigungsbereich für weniger pflichtbewusste und humanitär verantwortungslose Heiler zu öffnen. Viele Kranke treiben, von Schmerzen zermürbt, durch angeblich eigenes Verschulden in die unterste Armutsgrenze abgerutscht, einem Leben entgegen, bei welchem ohne Hilfe von außen oft nur noch der Suizid als Ausweg übrig zu bleiben scheint.
Deshalb denke ich, ist es an der Zeit, dass wir Fibromyalgiker selbst die Initiative ergreifen und Aufklärungsarbeit zur Krankheit Fibromyalgie leisten.

Fibromyalgie, die Krankheit mit den vielen Gesichtern

Ein neues Forumsmitglied

Um Unbetroffenen sowie Verwandten, Bekannten und Freunden das belastende Geschehen um die Erkrankung Fibromyalgie etwas näher zu bringen, möchte ich die ersten Berichte eines neuen Mitglieds unseres Forums hier einfügen. (www.contra-dem-schmerz.de)

Hallo,
ich heiße Maren und möchte mich euch kurz vorstellen. Ich bin sehr begeistert von eurer Internetseite. Ich bin 24 Jahre alt und leide seit Jahren an verschiedenen Schmerzzuständen im Körper. Nun, wie ihr es wahrscheinlich kennt, die Diagnose der Ärzte, kerngesund, aber psychisch bedingt. Ich habe tausende Untersuchung inkl. Blutbildern hinter mir. Alle Ärzte habe ich bis jetzt durch, nun am kommenden Montag habe ich einen Termin bei einem Rheumatologen. Ich hoffe dann endlich auf eine Diagnose. Hier ein paar Beispiele an was ich in den letzten Jahren litt: Bauchschmerzen, Übelkeit, Erbrechen, Durchfall... so ging es erst einmal los. Dann wurden drei Zähne gezogen, Schmerzen im Zahnfleisch und Zysten an den Zahnwurzeln, keiner wusste woher. Migräne, starke Müdigkeit, Dauerschlafbedürfnis, starke, tief bohrende Rückenschmerzen, wandernde Rückenschmerzen von der LWS zur BWS von BWS zur HWS = Kopfschmerzen, Taubheitsgefühle im Gesicht, Armen und Beinen, reißende Schmerzen in den Rippen, Angst, einen Herzinfakt zu bekommen, Knubbel am Brustansatz, welche schmerzten, Knubbel unter der Brust, konnte diese kaum berühren, anfassen war unmöglich. Starke Schienbeinschmerzen, Wadenschmerzen brennend, Fußschmerzen. Sehstörungen, Zahn-

fleischschmerzen, Kieferschmerzen mit häufigem Knacken des Kiefergelenks. Unterleibsschmerzen mit geschwollenen Lymphen.
Schmerzen im Po, und im Oberschenkel reißende Beschwerden. Morgensteifigkeit der Wirbelsäule, als hätte man einen Stock im Rücken, starkes Bedürfnis nach Süßigkeiten. Ich muss dazu sagen, ich habe alle möglichen Blutbilder machen lassen, nur niemand ist auf die eventuelle Diagnose Fibromyalgie gekommen. Na ja, nun leide ich zur Zeit an Depressionen, welche mit Citalopram behandelt werden. Schmerzzustände (reißende Schmerzzustände) sind natürlich weiterhin vorhanden.
Meine letzte Hoffnung ist der Rheumatologe am Montag. Ich habe kaum noch Mut, das alles auszuhalten, meine Symptome verändern sich täglich, manchmal habe ich eine Ruhepause von drei Tagen, danach geht es wieder los, jeden Tag was anderes.
Ich möchte noch hinzufügen, was mir noch zu schaffen macht: blaue Flecken an den Beinen, vorwiegend an der linken Wade (jedoch weiß ich genau, ich habe mich nicht gestoßen) Schmerzen in den Handgelenken. Lendenschmerz, ich war auch schon im Krankenhaus im März 2006, Verdacht auf Blinddarm, es wurde Darmspiegelung usw. gemacht, natürlich ohne Befund. Weiterhin wurden mehrere Stuhlproben untersucht. Ich habe zu viele Darmpilze war die Diagnose. Zittern der Hände. Nachts krampfende Schmerzen in den Ellenbogen.
Dann erst einmal Gute Nacht und ich bin gespannt auf den Montag, ach ich möchte weiterhin mitteilen, dass ich die Überweisung zum Rheumatologen nur bekam, weil ICH die Ärzte auf eine mögliche Fibromyalgie hinwies. Traurig!!!!

Vielen Dank fürs Zuhören,
Maren

Hallo liebe Maren,
Du Ärmste, das klingt alles nach Vollbild der Fibromyalgie, denn andere Krankheiten, die teilweise ähnliche Symptome haben, sind ja labormäßig zu erfassen.
Also, auch wenn es sehr schlimm ist, sei zunächst einmal in unserem Kreis herzlich willkommen. Denn wir kennen diese Schmerzen, verstehen Dich und können nachempfinden, was Du bis jetzt durchgemacht hast. Auch ich bin 2004 ins Krankenhaus gegangen, weil ICH den Verdacht der Fibromyalgie hatte. 10 Jahre zuvor war ich schon einmal bei einem Spezialisten für Fibro und der stellte fest, die Tender points würden bei mir auch reagieren, Schmerzen habe ich auf jeden Fall, aber die Fibro sei es nicht.
Auf meine geschockte Frage, wieso es diese Krankheit nicht ist, sagte er mir, ich sei nicht der TYP dafür.
Ja da frage ich mich doch - welchen TYP hätte denn dieser Arzt gern?
Wir wünschen Dir ein einigermaßen erträgliches Wochenende und sind mit Dir auf den Montag und Deine Diagnose gespannt.

Liebe Grüße
Isabell

Liebe Isabell,

vielen Dank für deine schnelle Antwort, freut mich sehr: Du, genau das mit dem TYP meinte meine Hausärztin auch.
Ich wäre nicht der Typ dafür!!! Ich finde es unglaublich, wie du schon sagtest, ich habe mich auch gefragt, welchen Typ möchten die denn gerne??? Lach...
Also ich muss dazu sagen, dass viele Bekannte, denen ich meine Schmerzen schildere, das auch nicht glauben, die sagen auch: Mensch, du siehst so gesund aus und bist so hübsch. Ich bin nur verwirrt, was hat denn das Aussehen

damit zu tun, außerdem benutze ich zur Zeit viel Selbstbräuner, damit ich nicht ganz so übel aussehe! Ich wünsche auch allen ein schönes Wochenende.

Liebe Isabell,
noch eine Frage, auf was soll ich den internistischen Rheumatologen genau ansprechen? Auf meiner Überweisung steht Verdacht Fibromyalgie! Welche Tests werden so im Allgemeinen gemacht??? Denn leider muss man heutzutage die Ärzte ja auf alles ansprechen...
Vielen lieben Dank Maren
P. S. ich hätte da noch eine Frage

Bin ich die Einzige, die unter diesen unerträglichen, verschiedenen Schmerzen in meinem Alter leidet???
Ich bin 24, gibt es noch andere Leidensgenossinnen hier, die so jung sind, würde mich gerne austauschen.
Noch etwas: Auf meiner Überweisung steht, (wurde vom Orthopäden ausgestellt) Fibromyalgie: psychosomatische Dorsalgie. Ich kriege bald eine Macke mit dieser Psychoschieneeeeeeeeee!!!!!
O GOTT, immer schieben die alles auf die Psycho und ich muss andere Ärzte von meinen Schmerzen überzeugen. Was soll ich nur tun???

Maren

Hallo, ihr Lieben,

ich glaube fest daran, dass mit meinem Körper etwas nicht stimmt, auch wenn die Ärzte alles auf die Psychoschiene schieben.
Ich habe dazu noch das Problem, dass mir niemand in meinem Verwandtenkreis glaubt. Vorhin habe ich kurz mit

meinem Vater gesprochen, besser gesagt es versucht, jedoch sagte er auch: „Hör auf, ich kann es nicht mehr hören, das ist alles psychisch bei dir." Wie deprimierend. Ich habe schon gegrübelt, mir dann die Diagnose schriftlich geben zu lassen, weil mir sonst keiner glaubt, es ist wirklich schrecklich.
Mein Mann ist eigentlich auch ein ganz lieber Kerl, nur versteht er mich auch nicht richtig. Er sagt dazu: Man hat halt mal Schmerzen! - wo ich dann wütend reagiere und sage: he, es ist jeden Tag etwas anderes, wandernd und stark. HEUL, warum versteht mich keiner es ist echt grausam!!!
Gott sei dank bin ich auf dieses Forum gestoßen, nun weiß ich wenigstens, dass ich nicht die einzige bin.

Eure Maren

Hallo Zusammen, (von Sylvia)

mir hat der erste Rheumatologe auch gesagt, "Ich wäre nicht der Typ dafür!!!" DIE Fibrokranke hätte eine weinerliche Persönlichkeit, deprimiert und negativ!! Ich sei viel zu gut drauf! Unglaublich, wie sich unsere Erfahrungen gleichen.
Aber wir lassen uns nichts einreden, gell...
Wir sind KRANK und ansonsten tolle Frauen hier! Ich sag immer, das muss mir erst mal einer nachmachen, trotz Schmerzen das Leben zu meistern und trotzdem meistens positiv drauf zu sein...

Liebe Grüße an Alle
Sylvia

Hallo Isabell und Sylvia,

ich habe gerade um 15:00 Uhr einen Termin bei meiner Psychologin gehabt, also genauer gesagt habe ich zwei, eine die

mir die Tabletten verschreibt und mich bei der Suche nach einem Therapeuten unterstützte und einen, der nun versucht, mich zu therapieren.
So nun zum Thema: ich habe ihr mitgeteilt, dass man bei mir Fibromyalgie festgestellt hat und sie hat nur gegrinst. Und meinte, wieso ich denn so daran festhalte , dass es körperlich sei und nicht psychisch bedingt.
Ich muss dazu sagen: ich habe vor einigen Jahren starke Angstzustände gehabt, das kam aber dadurch, dass ich mich immer übergeben musste und Angst hatte, es passiert mir auch in der Öffentlichkeit. Vor zwei Monaten habe ich dann von diesen ganzen körperlichen Symptomen eine Depression bekommen und man verschrieb mir Citalopram.
Nun zu der Psychologin heute: Sie meinte, meine Schmerzen haben sich von der Angststörung umgeändert in die körperliche schmerzende Ebene. Sie fragte mich dann, was mich so belasten würde?? Dein Körper will dir durch die Schmerzen etwas mitteilen! O, ich bin wieder so verzweifelt aus dem Zimmer gegangen , weil ich nicht mehr weiß, was ich noch glauben soll! Habe ich eine Psychomacke??? Bilde ich mir dass alles ein?? Ist es rein psychosomatisch, dass ich diese starken wandernden Schmerzen habe??? Ich glaube, wenn sich mein Rheumatologe mit meinen Psychoärzten zusammen setzen würde, würden sie sich die Köpfe einschlagen!!! Sie meinte, ich solle jetzt mal von der körperlichen Schiene herunter kommen und nicht mehr alles untersuchen lassen. Klar ist, ich habe viel zu viel erlebt und auch belastende Situationen in meinem Leben gehabt, aber ich kenne auch viele andere, die mindestens genauso viel Wut und Ärger hatten und die nicht diese Schmerzen haben , wie ich!!! Eins ist klar, ich werde die Untersuchungen im Kernspint am 6. und 10. 9 noch machen lassen und danach weiß ich vielleicht gar nicht mehr, was ich glauben soll. Ich bin total irritiert und fertig.
Ich hoffe einer von euch weiß einen Rat.
Eure Maren

Hallo liebe Isabell,
danke für deinen Bericht. Ich war eben gerade bei meinem Psychotherapeuten, es war meine 2. Sitzung bei ihm.
Ich erklärte ihm, was mein Rheumatologe bei mir gefunden hat. Dieser Psychotherapeut hat super reagiert und meinte, ich sollte auf jeden Fall die Radiologie in Anspruch nehmen, um andere Krankheiten auszuschließen.
Er meinte auch, wenn eine Fibromyalgie bestünde, dann kann auch er psychotherapeutisch nichts ändern. Da man ja dann auf der körperlichen Ebene erkrankt ist.
Ich solle mich dann nach den Untersuchungen entscheiden, ob die Fibro-Sache eine psychische Krankheit ist oder eine körperliche.
DIE FRAGE IST WIE SOLL ICH DAS SELBST ENTSCHEIDEN, wenn die Krankheit so umstritten ist??????
Er hat zumindest gesagt, dass er damit vorsichtig ist, auszusagen, ob die Fibro einen nicht psychologischen Hintergrund hat.
So jetzt soll ich erst einmal meine zwei Untersuchungen machen. Aber was ist, wenn bei der Untersuchung nichts heraus kommt? Und ich nur Fibromyalgie habe (Hoffentlich) ??? Ich kann doch dann nicht zu meinem Psychotherapeuten gehen und sagen die Schmerzen sind eingebildet!!! Ich bin völlig durcheinander.
Ich habe ihn auch gefragt, ob er glaubt, dass ich diese starken Schmerzzustände von meinem vergangenen belastenden Leben habe. Er meinte nur, man müsste sich ja dann auch fragen, warum andere Leute mit noch schrecklicheren Erlebnissen diese Schmerzen nicht haben.
Also war die Antwort sehr wahrscheinlich, dass er nicht glaubt, dass meine Schmerzen psychisch bedingt sind.
Im Moment bin ich einfach durcheinander und weiß nicht mehr, woher welche Beschwerden kommen könnten.

Alles Liebe Maren

Hallo liebe Isabell.
So nun habe ich heute von meiner Hausärztin die Ergebnisse meines MRT und die Ergebnisse vom Rheumatologen erklärt bekommen.

MRT ohne Befund alles scheinbar in Ordnung, was ich ehrlich gar nicht glauben kann, da die Rückenschmerzen der Horror sind und seit drei Wochen 24 Stunden.lang da sind. Die Blutuntersuchungen vom Rheumatologen sind ok, bis auf HLA B 27 POSITIV!
Sie meinte, ich solle jetzt noch mehr Schmerzmedikamente nehmen. Es ist durchaus möglich, dass sich in den nächsten Jahren durch den HLA B 27 dann etwas bildet, was man dann auf dem MRT sehen kann, jedoch ist im Moment nichts. Sie meinte das nur wegen dem HLA B 27 Faktor. Ich bin völlig durcheinander.
Ich habe sie dann gefragt, was ich denn habe, sie meinte laut Rheumatologe ist es Fibromyalgie. Sie würde das aber nicht gerne bestätigen.
MICH IRRITIERT NUR der HLA B 27, der ist bei mir positiv und ich habe auch diese starken Rückenschmerzen. Ok, vielleicht sieht man jetzt noch nichts im MRT, aber was ist in ein paar Jahren.???
Fakt ist, dass 95 % der Menschen mit HLA B 27 positiv an Bechterew erkrankt sind. Nur weil Bilder nichts aussagen und noch keine Endzündungen da sind, kann man es dann ausschließen????
Ich weiß nicht mehr weiter, ich halte die Schmerzen nicht mehr aus, jeden TAG dasselbe!!!!
Und keiner weiß mir zu helfen, ich habe gar keine Lust mehr auf Alles. Heule nur rum.
Ich weis nicht mehr, an welchen Arzt ich mich wenden soll, ich vertraue denen nicht mehr.

Maren

Eine Krankheit mit bis zu 250 möglichen Symptome

In diesem Abschnitt möchte ich eine Aufzählung der zeitweilig oder ständig auftretenden Symptome der Krankheit Fibromyalgie vornehmen. Unsere entsprechenden Umfragen dazu decken sich - von den derzeitig vorhandenen und uns bekannten Auflistungen von Symptomen zur Krankheit Fibromyalgie - mit denen des kalifornischen Endokrinologen Prof. Dr. Amand am konkretesten.
Außerdem möchte ich darauf hinweisen, dass die angeführten Symptome bei einer Umfrage von 30 Fibromyalgiepatienten bestätigt wurden, also bei mehr als 60% bis hin zu 100% unter den Gefragten vorhanden waren.

1. **Rheumatische Beschwerden**
   in Muskeln und/ oder Gelenken Wachstumsschmerzen, Schwellungen, Entzündungen, Gelenkschmerzen im Schulter,- Ellenbogen,- Handgelenk,- Becken, - Hüfte, - Knie - und Fußgelenk, Blockierungen.

2. **Beschwerden an der Wirbelsäule**
   Gesamter Wirbelsäulenbereich mit entsprechenden Symptomen: Osteochondrose, Blockierungen, Bandscheibenvorfall, Nerveneinklemmungen, Lumbago, Ischias, Gefühl von Kribbeln, Taubsein.

3. **Auffällige Erschöpfung, extreme Müdigkeit**
   Extrem starke körperliche und / oder mentale Erschöpfung, Ausgebranntsein, erhebliche Reduzierung des Aktivitätsniveaus, verstärktes Krankheitsgefühl, verzögerte Erholungsphasen.

4. Magen/Leber/Galle-Beschwerden
Magenschmerzen, Krämpfe, Völlegefühl, Übelkeit, Übersäuerung des Magens, Sodbrennen, Schmerzen in der Speiseröhre.

5. Verdauungsprobleme / Darm Bauchschmerzen
Blähungen, Durchfall, Verstopfung, häufiger Stuhldrang, Enddarmentzündungen, Pilze, Hämorriden.

6. Harnblasen - / Harnleiter - / Nierenbeschwerden
Wiederkommende Blasenentzündungen, Brennen beim und nach dem Wasserlassen, häufiger und schmerzhafter Harndrang, Reizblase, interstitielle Cystitis, dunkler stechender Urin.

7. Vaginalbeschwerden, Scheidenkrämpfe
Schmerzen beim Geschlechtsverkehr, brennende Ablagerungen in der Scheide, Vulvodynie, häufige Pilzinfektionen.

8. Immunstörungen
Laufend wiederkehrende Infekte, nicht ausgeheilte Infekte, Nierenbeckenentzündungen, Mittelohrentzündungen, Entzündungen der oberen Atemwege.

9. Schlafstörungen, Schlaflosigkeit
Probleme beim Ein-/ Durchschlafen, unerholter Schlaf, belastende Träume, Restless legs, Tagesmüdigkeit.

10. Morgensteifigkeit
Morgendliche Erschöpfung Starke Antriebsschwäche, Schmerzen / Steifheit im Bewegungsapparat, Benommenheit, Übelkeit, Kopfschmerzen.

11. **Kopfschmerzen, Stirnkopfschmerzen**
Vom Nacken ausgehende Schmerzen bis ins Gesicht ausstrahlend, Migräne mit/ohne Aura, Überempfindlichkeitsreaktionen (Lärm, Licht, Geruch).

12. **Schwindel / inklusive Morbus Menière**
Drehschwindel, Liftschwindel, Angstgefühl, Übelkeit, Koordinierungsstörungen, Erbrechen.

13. **Fibronebel, Konzentrationsstörungen**
Störungen der Merkfähigkeit, Vergesslichkeit, Gefühl des neben sich Stehen 's (es erscheint alles wie ein Traum), Orientierungsstörungen.

14. **Depression / Trübsal**
Leichte bis mäßige depressive Störungen, behandlungsbedürftige Depressionen (Suizidgefahr).

15. **Augenprobleme, Brennen**
Trockenheit, verschwommenes Sehen, doppeltes Sehen, auffallende Verschlechterung der Sehschärfe, vorübergehende Gesichtsfeldausfälle, Bindehautentzündungen

16. **Verstopfte Nase / Nasennebenhöhlenentzündungen**
Schnupfen, verstopfte Nase insbesondere Nachts auftretend, häufig wiederkehrende Nasennebenhöhlenentzündungen, chronischer Schnupfen, Nasenschleimhautentzündungen, nächtliches Sekretabfließen in Nasen-, Rachen – Halsraum.

17. **Ohrenbeschwerden, Tinnitus**
Ohrenschmerzen, Mittelohrentzündungen, Hörstörungen, Gleichgewichtsstörungen.

18. Mundbereich, Mundtrockenheit
unangenehmer, metallischer, bitterer oder sogar salziger Geschmack, Entzündungen im Mund- und Rachenbereich, schmerzende Zunge.

19. Zahn-und Zahnfleisch – Kieferbeschwerden
Fast ständige Zahnprobleme, Schmerzen an Zähnen und /oder Kieferbereich ohne ersichtlichen Grund, temperaturempfindliche Zähne, immer wiederkehrende Zahnfleischentzündungen.

20. Halsbeschwerden / inklusive Kehlkopf - und Schilddrüsenprobleme
Häufige akute und / oder chronische Entzündungen, Schmerzen, Kloßgefühl, Heiserkeit, Funktionsstörungen der Schilddrüse.

21. Herzbeschwerden / Kreislaufstörungen
Herzrhythmusstörungen, Herzschmerzen, Herzklopfen, Herzschwäche, Druck und Angstgefühle, Durchblutungsstörungen.

22. Beschwerden in Händen und Füßen
Schmerzen in den Gelenken und Sehnen, Blockierungen, stechende Schmerzen in den Fußsohlen, extremes Kältegefühl oder Hitzegefühl in Händen / Füßen, mit sichtbarer Blässe bis Blaufärbungen, gefühlte oder sichtbare Schwellungen.

23. Brennender Schweiß mit stechendem Geruch
Schon bei geringfügigen Belastungen kommt es zur extremen Schweißbildung und folgender Schwäche mit Schüttelfrost und Frieren.

24. Gesichtsschmerz, Empfindungsstörungen
Kribbeln, Zucken, Schwellungen, Schmerzen, Brennen der Haut.

25. Hautbeschwerden, extreme Schmerzempfindlichkeit
Schon bei leichten Berührungen.

26. Unreine Haut
Hautjucken, Rötungen, Hautauschlag, Ekzem, allergische Hautreaktionen.

27. Tennisarme, Karpaltunnelsyndrom
Sehnenscheidenentzündungen, Tennisarme und Karpaltunnelsyndrom ein / oder beidseitig, die Beschwerden sind kaum beeinflussbar, Sehnenscheidenentzündungen am Unterarm sind häufig, sie können aber auch an vielen weiteren Stellen des Körpers auftreten.

28. Reaktionen auf Wärme / Kälte
Starkes Schwitzen, Überempfindlichkeit gegenüber Wärme und Kälte, teilweise starkes Schwitzen bei kalten und / oder feuchten Händen und Füßen.

29. Allergien / Nahrungsmittelunverträglichkeit
Allergien und Nahrungsmittelunverträglichkeit verstärken sich im Laufe der Erkrankung, allergische Reaktionen gegenüber Medikamente nehmen zu.

30. Haare/Nägel
Schlechte Haarqualität, brüchige Nägel.

31. Überempfindlichkeit gegenüber Licht und Lärm
Besonders bei grellem oder flackerndem Licht, Lärm verursacht starke körperliche Schmerzen besonders im Kopfbereich

32. **Angeschwollenes Drüsengewebe**
Besonders bei Druck intensive Schmerzen, Fühlen vieler schmerzhafter Knubbel.

33. **Schmerzhafte Regelblutung**
Kann außerdem stärker und länger Auftreten, Rücken- / Bauchschmerzen, Übelkeit, Erbrechen, Migräne, Schlafstörungen, Schwindel.

34. **Vermehrte Beschwerden während der Schwangerschaft**
Extrem starkes und langes Erbrechen, Rückenprobleme, Kreislaufbeschwerden, Hautbeschwerden.

35. **Fehl- und Frühgeburten**
Häufiger anzutreffen.

36. **Hypoglykämische Symptome**
Heißhungerattacken, Hungerzittern, Angstgefühl und Panikattacken, Herzklopfen.

37. **Starkes Anschwellen der Extremitäten**
Anschwellen von Händen, Armen, Beinen und Füßen, verbunden mit stechenden Schmerzen oder Druckschmerz, Taubheitsgefühle, Kribbeln.

38. **Wassereinlagerungen**
Vor allem morgens in Gesicht und Hände, abends vermehrt in Beinen und Füßen, dadurch häufig schwankendes Gewicht.

39. **Blockierungen von Wirbeln und Gelenken**
Betroffen kann jeder Wirbel, jedes Gelenk sein,

besonders häufig sind Hals,- Brust- und Lendenwirbel, sowie die Mittelfinger- und Mittelfußgelenke betroffen.

40. Einblutungen in die Haut
Kleine, fleckenförmige und blaue Einblutungen unter der Haut.

41. Wetterfühligkeit
häufig verstärkte Reaktion der Schmerzen, grippe-ähnliche Beschwerden.

Auswertung einer Umfrage: Krankheitssymptome und die Häufigkeit ihres Auftretens

Nach der Auswertung einer Umfrage mit 30 Teilnehmern möchte ich hier eine erste Aufschlüsselung zur Häufigkeit der oben genannten Symptomenbereiche aufzeigen.
Wie zu vermuten, wurde der Bereich: Rheumatische Beschwerden in Muskeln und/oder Gelenken am häufigsten genannt. Doch weitere sieben Symptomenbereiche folgten unmittelbar danach und belasteten die Gefragten ebenfalls extrem häufig und durch starke Beschwerden:

- Auffällige Erschöpfung/extreme Müdigkeit
- Magen/Leber/Galle-Beschwerden
- Verstopfte Nase, Nasennebenhöhlenentzündungen, Schnupfen....
- Reaktionen auf Wärme/Kälte, starkes Schwitzen
- Augenprobleme
- Morgensteifigkeit / morgendliche Erschöpfung
- Mundtrockenheit / Brennen / übler Geschmack

An diesen acht Symptomenbereichen litten alle 30 Befragten. Von weiteren sieben Symptomenbereichen wurden zusätzlich 29/30 Befragten belastet:

- Beschwerden an der Wirbelsäule
- Verdauungsprobleme / Darm
- Schlafstörungen
- Depressionen / Trübsal
- Fibronebel, Konzentrationsstörungen
- Harnblasenbeschwerden
- Wetterfühligkeit

Weitere 28/30 Befragten litten zusätzlich noch an folgenden 14 Symptomenbereichen:

- Kopfschmerzen, Migräne
- Immunstörungen
- Vaginalbeschwerden
- Hautprobleme
- Zahnprobleme, Zahnfleischentzündungen
- Tennisarme
- Schwindel, Morbus Menière
- Herzbeschwerden / Kreislaufstörungen
- Allergien / Nahrungsmittelunverträglichkeit
- Haare / Nägel
- Halsbeschwerden
- Überempfindlichkeit auf Lärm, Licht
- Gesichtsschmerz
- Hypoglykämie

Weitere 27/30 Befragten litten zusätzlich unter folgenden 4 Symptomenbereichen:

- Hautbeschwerden.....
- Ohrenbeschwerden, Tinnitus....
- Brennender Schweiß mit stechendem Geruch...
- Wassereinlagerungen vor allem morgens....

Entsprechend dieser Umfrage müssten als häufigste Symptome des Fibromyalgiesyndroms mindestens 33 verschiedene Symptomenbereiche genannt werden.
Es ist also offensichtlich, dass Fibromyalgiepatienten von wesentlich mehr Symptomen belastet werden, als bisher angenommen bzw. durch Mediziner über Medien der Öffentlichkeit mitgeteilt wird.
Die Symptome machen außerdem deutlich, dass das Beschwerdebild dieser Krankheit längst nicht nur auf das

Schmerzgeschehen hinweist, welches durch eine gestörte Schmerzwahrnehmung entstehen konnte. Bei diesem umfassenden Beschwerdebild muss mehr durcheinander geraten sein, als nur ein Schmerzgeschehen, welches sich verselbstständigt hat.

Weniger als 20/30 Personen litten zusätzlich außerdem noch unter folgenden Symptomenbereichen:

- Starkes Anschwellen der Extremitäten
- Beschwerden in Händen, Füßen
- Angeschwollenes Drüsengewebe
- Einblutungen in die Haut

Folgende Beschwerden bzw. Auffälligkeiten wurden ohne Einordnung genannt:

- Schmerzhafte Regelblutung
- Vermehrte Beschwerden während der Schwangerschaft
- Fehl- und Frühgeburten

Wenn wir von den oben aufgelisteten Symptomen ausgehen, dann werden diese 30 Fibromyalgiepatienten, die an der Umfrage teilnahmen, von mindestens 60 bis höchstens 250 wechselnden Beschwerden belastet, die wir oben in 40 Symptomenbereiche eingegliedert haben.
Eigentlich unvorstellbar, doch eben nur für Unbetroffene. Betroffene werden im Schnitt von 150-250 wechselnden, im fortschreitenden Verlauf der Fibromyalgie sogar von vielen STÄNDIGEN Beschwerden heimgesucht. Wen wundert es da, wenn einige Patienten depressiv werden?
Doch ich muss auch sagen: Wen wundert es da, wenn viele Ärzte als Unbetroffene diesem Riesenberg von wechselnden Symptomen nicht gewachsen sind? Da es diesbezüglich keine umfassenden Fortbildungen für Ärzte zu geben scheint

oder mitunter einfach aus Zeitmangel diese nicht wahrgenommen werden (können?), befindet sich der derzeitige Wissensstand vieler Mediziner bezüglich der Symptome der Fibromyalgie unter dem Niveau ihrer Fibromyalgiepatienten. Doch gerade bei einer derart belastenden und eben auch unglaubwürdigen Krankheit benötigen wir Kranken im besonderen Maße das fachliche Wissen der Ärzte. Und genau so nötig brauchen wir auch deren Einfühlungsvermögen, sowie ihre helfenden und Trost spendenden Charaktereigenschaften, die ja einen Mediziner erst zum Arzt des Vertrauens machen.

Expertenmeinungen zu möglichen Ursachen - Erfahrungswerte von Betroffenen

Die ursprüngliche Vorgehensweise, beim Beschwerdekomplex Weichteilrheumatismus psychische Faktoren als Auslöser zu suchen, wird gegenwärtig von immer mehr Wissenschaftlern abgelehnt. Heute gilt als gesichert, dass sich die Ursache der Krankheit Fibromyalgie nicht in der Psyche der Betroffenen finden lässt. Dennoch ist dieses Abschieben in die Psychokiste noch weit verbreitet und schwer aus den Köpfen wieder heraus zu bekommen. Die vielen fach- und nichtfachlichen Hinweise und Bemerkungen, die den Fibromyalgiebetroffenen deutlich machen wollen, dass ihre Krankheit psychische Ursachen hat, wird von den Betroffenen häufig fast ebenso schmerzlich wahrgenommen, wie die vielseitigen Schmerzen selbst.

Und wenn besonders innerhalb der medizinischen Bereiche immer wieder Abwertungen zum Krankheitsbild vorgenommen werden, trägt dies ganz sicher nicht zur Linderung dieser Krankheit bei. Fast jeder Betroffene, mit dem ich ausführliche Diskussionen führte, wurde in irgendeiner Weise durch oberflächlich reagierende Ärzte, Psychologen, aber auch durch Krankenkassen bzw. Renten- und Sozialträgern, abfällig auf die Krankheit Fibromyalgie und deren Ursachen angesprochen.

Ich möchte dazu nur ein kleines Beispiel einfügen: Traten innerhalb einer Familie vermehrte Krankheitsfälle auf, so wurde dies nicht möglicherweise als Gendefekt gedeutet, sondern man sprach dann von Familien, in denen die Mitglieder verweichlicht auf Schmerz reagieren. Eine Umerziehung der Schmerzwahrnehmung sei also hier vonnöten. Und nicht nur das! Da die meisten Fibromyalgiepatienten angeblich mit Alltagsstress und Problemlösungen schlechter umgehen können, als die übrige Bevölkerung, sei ganz sicher eine Psychotherapie genau das Richtige gegen ihre Schmerzen. SICHER bei dieser Art von Therapien ist nur EIN Ergebnis, nämlich eine zusätzlich angekratzte Persönlichkeitsstruktur. Wie könnte es auch anders sein, wenn viele der bisherigen Verhaltensmuster falsch sein sollen. Der Patient beginnt an sich selbst zu zweifeln, sein vergangenes Leben in Frage zu stellen. Ich will mich damit keinesfalls gegen Schmerz- und Psychotherapien generell aussprechen. Doch bei Anwendung solcher Therapien im Rahmen einer Fibromyalgieerkrankung sollte eine intensive Hinterfragung von Aufwand und Nutzen erfolgen.

Gegenwärtige Vermutungen zur Ursache der Fibromyalgie gehen von einer gestörten Schmerzwahrnehmung aus. Anhand von modernen bildgebenden Untersuchungsmethoden konnte das vermehrte Schmerzgeschehen bei Fibromyalgiekranken sichtbar gemacht werden. Es wird somit also eine eindeutige Aussage gegen die sich lange behauptenden Meinungen gemacht, dass der Schmerz dieser Patienten nur Einbildung sei.
Eine Reihe derzeitiger Expertenmeinungen verweisen auf eine Störung zwischen Gehirn, Nervensystem und Immunsystem, labormäßige Befunde scheinen dies zu bestätigen.
Ihre Behauptung, dass eine Veränderung der Regelsysteme schließlich zur Verselbständigung des Schmerzes beim Fibromyalgie-Syndrom führt und darin die Ursache der Krankheit liegt, wage ich zu bezweifeln.
Statt einer Schmerzleitungsstörung vermute ich eine generelle Schwächung und Mangelversorgung der Muskeln, Sehnen, Bänder, der Gelenke sowie aller Gewebeschichten.
Wenn einige Ärzte die Fibromyalgie als eine Endstrecke von verschiedenen Erschöpfungssyndromen bezeichnen, scheint mir diese Theorie bei gleichzeitiger Betrachtungsweise des Gesamtbeschwerdebildes logisch und akzeptabel. Um an einer derartigen Vielzahl von Beschwerden zu leiden, muss

für den gesamten Körper eine extreme Belastungssituation gegeben sein, die nicht nur Schmerzen in Muskeln, Sehnen, Bändern verursacht, sondern auch in vielfältiger Weise den biochemischen Stoffwechsel beeinträchtigt. Und durch deren Folge zeigen sich Auswirkungen, die jede einzelne Zelle beeinträchtigen. Dies zu erwähnen, ist mir besonders wichtig, denn meines Erachtens kann eine einseitige Betrachtungsweise von auftretenden Symptomen die Ursachenfindung extrem erschweren und regelrecht in die Irre führen. So könnte möglicherweise durch das gezielte Betrachten des Schmerzgeschehens bei den jahrelangen Forschungsarbeiten ein falscher Weg beschritten worden sein.
Obwohl das Krankheitsbild extrem breit gefächert ist und eine ganze Reihe anderer Krankheiten imitiert, so muss man allerdings nicht zwingend schlussfolgern, dass auch die Ursachen der Krankheit vielseitiger Natur sind. Leider wird teilweise noch immer davon ausgegangen und weiterhin in den verschiedensten Symptomrichtungen geforscht. Für uns Betroffene bedeutet dies konkret ausgedrückt, eine Verlängerung unserer Schmerzzustände mit nur geringfügiger Hoffnung auf eine baldige Therapie, die an den Ursachen des Krankheitsgeschehens anknüpft.

Grundsätzlicher Verlauf der Krankheit Fibromyalgie

Ich möchte zunächst eine Ablaufskizze der Erkrankung geben, wie sie in den meisten Fällen zu verlaufen scheint. Später werde ich anhand meines persönlichen Krankheitsverlaufes konkretere Fakten nennen.

1. Phase
Auftreten von einzelnen Beschwerden, die Tage, Wochen - bis Monate lang anhalten und dann wieder abklingen. Dazwischen hat der Patient gute Zeiten, also keine Beschwerden. Typisch dabei ist, dass die ersten Symptome völlig unabhängig voneinander zu sein scheinen. Wenn überhaupt, so werden Ärzte aus verschiedenen Fachrichtungen aufgesucht.

2. Phase
Die Beschwerden lösen sich nun nicht mehr ab, sondern können auch nebeneinander bestehen. Der Patient wird laufend von anderen Beschwerden geplagt. (Aussage von Familienangehörigen: Du hast auch dauernd etwas anderes!) Es gibt aber dennoch immer wieder gute Zeiten dazwischen, in denen der Fibromyalgiekranke sich gesund fühlt.
Doch die „guten Zeiten" werden allmählich immer kürzer, die „schlechten Phasen" ständig länger. Der Kranke leidet bereits an chronischen Erschöpfungszuständen.

3. Phase / Vollbild der Fibromyalgie
Die Beschwerden verschwinden nicht mehr völlig, bleiben bestehen, neue kommen in immer kürzeren Abständen hinzu. Das Vollbild der Krankheit Fibromyalgie kann bis zu etwa 250 verschiedene Symptome umfassen (wie bereits oben beschrieben). Diese können zwar kurzzeitig in der Stärke variieren, aber verschwinden nie völlig. Schlaf und Verdau-

ung sind häufig extrem gestört. Die chronischen Erschöpfungszustände weisen auf eine schwerwiegende, den gesamten Körper umfassende Erkrankung hin. Der Betroffene fühlt sich ausgesprochen krank. Er verliert immer mehr an Kraft und Lebensmut. Depressionen und weitere psychische Beschwerden (Fibronebel) belasten ihn extrem stark.
Körperliche und sportliche Betätigung, die in der 1. und 2. Phase noch möglich waren und ihm auch Linderung brachten, bringen ihn jetzt an den Rand seiner Belastbarkeit. Der Patient wird bettlägerig. Er kann nur unter schwersten Schmerzen und auffallender Kraftlosigkeit seinen persönlichen Bedürfnissen nachkommen.
Am Ende dieser Erschöpfungsphase leidet der Patient nachweislich unter Arthrose bzw. Arthritis der kleinen Gelenke. Die Zerstörungen sind nach derzeitiger Sicht nicht mehr umkehrbar. Nach den Aussagen von Frau Dr. D. Hoeck (Köln) werden die Kranken in dieser Phase unbehandelt häufig von weiteren schwerwiegenden und lebensbedrohenden Krankheiten heimgesucht.
Spätestens nach diesen Aussagen wird deutlich, wie wichtig eine gezielte Therapie bei dieser Krankheit ist.

Probleme bei der Diagnosenstellung

Auf den ersten Blick scheint die Diagnose des Fibromyalgiesyndroms einfach zu sein. Doch die völlig individuell verlaufenden Krankheitsphasen täuschen in der ersten und zweiten Phase ...zig Krankheiten vor, die allerdings in den meisten Fällen ohne entsprechend vermutete Laborbefunde bleiben. In den ersten Jahren nach der Einführung des Krankheitsbegriffes Fibromyalgie-Syndrom wurde nur in seltenen Fällen durch Hausärzte ein Verdacht auf Fibromyalgie geäußert. Viel üblicher war es bei der Krankheit Fibromyalgie, ehemals bekannt als Weichteilrheumatismus, von psychosomatischen oder vegetativen Erkrankungen zu sprechen und entsprechend zu therapieren.

In der gegenwärtigen Zeit entscheiden sich immer mehr Hausärzte bei unklaren Krankheitsbildern zur Diagnose Fibromyalgie. Als Betroffene kann ich nur sagen, dass jeder Hausarzt, der die entsprechende Symptomatik nicht fachärztlich abklären lässt, das Leiden der Betroffenen verlängert. Denn oft sind dieser Entscheidung bereits mehrere Jahre bis Jahrzehnte vorausgegangen, in denen der Patient wieder und wieder Fachärzte der verschiedenen Richtungen aufsuchen musste, weil er ständig von neuen Beschwerden heimgesucht wurde.

Obwohl, oder gerade weil die Krankheit etwa 250 mögliche Symptome aufweisen kann, unterscheiden sich auch die Krankheitssymptome und der Krankheitsverlauf vieler Betroffener voneinander. Eine allgemeine Symptomenliste zur leichteren Diagnostik wird nie die gesamten Beschwerden aller Patienten aufweisen. Die „Reihenfolge der auftretenden Probleme hängt sicher mit den jeweiligen organischen und psychischen Schwachpunkten der jeweiligen Patienten zusammen.

Listet man jedoch von vielen Patienten die innerhalb der Erkrankung aufgetretenen Beschwerden auf, so treffen diese

Krankheitssymptome zu irgend einem Zeitpunkt auf die Mehrzahl aller Betroffenen zu. Völlig falsche Aussagen wurden - entsprechend meiner durchgeführten Umfragen - zu dem Beginn der Krankheit Fibromyalgie gemacht. Denn man geht heute davon aus, dass die Erkrankung zwischen dem 30. und 40. Lebensjahr beginnt.
Entsprechend unserer diesbezüglichen Umfrage mit 138 Personen litten aber von den Befragten 101 Erkrankte bereits seit der Kindheit an ersten Symptomen, die sie im späteren Verlauf eindeutig der Fibromyalgie zuordnen konnten. Damit, so meine ich, wird ersichtlich, dass die oben genannten Anfänge der Krankheit wesentlich früher als bisher angenommen zu liegen scheinen. Weitere Forschungen und Umfragen dazu sind natürlich unbedingt erforderlich. Die Aussage, dass die Fibromyalgie etwa nach dem 30. Lebensjahr beginnt, und dass sich das volle Krankheitsbild in der Mitte der Vierziger Jahre zeigt, versucht möglicherweise einer zeitgemäßen Behauptung gerecht zu werden, die davon ausgeht, dass acht bis zehn Jahre bis zur endgültigen Diagnosenstellung vergehen.
Doch viele Betroffene vermuteten schon Jahre bevor die Diagnose gestellt wurde, eine mögliche Verbindung zwischen all ihren belastenden Symptomen. Häufig wurde die Krankheit auch erst auf eigenen Wunsch hin bei einer neuerlichen Diagnose in Betracht gezogen.
Der derzeitige Wissensstand schließt zwar bei dem Beginn der Krankheit auch Kinder sowie über 60 jährige Personen mit in die Erkrankung ein, aber dies seien eher die Ausnahme. Fest steht demnach jedoch nur der Zeitraum mit den höchsten Beschwerden und der endgültigen Stellung der Diagnose Fibromyalgie. Diese Erkenntnis beinhaltet aber gleichzeitig auch, dass bei 73 % dieser Personen die Möglichkeiten zu möglichst frühen Therapiemaßnahmen vertan wurden.
Wenn man allerdings von den gegenwärtigen Aussagen zum Krankheitsverlauf ausgeht, so ist dies kein wesentliches

Handikap. Denn von vielen Ärzten wird folgende Aussage innerhalb der Diagnosenstellung genannt: „*Die Fibromyalgie ist nicht lebensbedrohend, führt auch bei längerem Krankheitsverlauf zu keinen körperlichen Veränderungen der Gelenke oder anderer Organe, ist aber leider auch nicht heilbar.*" Sicher soll die Aussage als mildernder Umstand dieser noch nicht heilbaren Krankheit dienen.
Eine von uns entsprechende Umfrage dazu machte - der häufig erwähnten Aussage zum Trotz - deutlich, dass von allen Betroffenen über 50 Jahre nur eine Person keine Arthrose hatte. Diese Patientin litt bemerkenswerter Weise auch erst seit 5 Jahren an Beschwerden der Fibromyalgie.

Doch ich meine, wenn die Endstrecke der Fibromyalgie zur Arthrose führt, so ist dies schon eine ganz erhebliche gesundheitliche Einbuße. (Einer derzeitigen Aussage aus Österreich zufolge, ist die Hälfte der Personen, die über 65 Jahre sind und an Osteoarthritis erkrankt sind, schwerstbehindert!!!) Wenn der Körper in der letzten Phase der Fibromyalgie so sehr geschwächt ist, dass häufig weitere schwerwiegende und lebensbedrohende Krankheiten auftreten (siehe Dr. D. Hoeck), so frage ich mich doch ernsthaft, wer von den Vertretern der Aussage: „*Die Fibromyalgie ist nicht lebensbedrohend, führt auch bei längerem Krankheitsverlauf zu keinen körperlichen Veränderungen der Gelenke oder anderer Organe, ist aber leider auch nicht heilbar*", bereit wäre, mit uns Betroffenen zu tauschen.
Eine weitere Aussage, die dem Patienten häufig mitgeteilt wird, wenn er die Diagnose Fibromyalgie bekommt und die ich ebenfalls widerlegen möchte, ist folgende: Die Krankheit kann verhältnismäßig häufig ab dem 60. Lebensjahr wieder verschwinden. Bei allen unseren Befragten (vom 50. bis zum 68. Lebensjahr) waren keinerlei Verbesserungen zu verzeichnen.
Meines Erachtens hat der geringere Bekanntheitsgrad von Fibromyalgiepatienten im höheren Lebensalter ganz andere

Ursachen. Als Hauptgrund dieser Aussage sehe ich besonders den geringen Zeitraum, in dem die Krankheit Fibromyalgie in Deutschland in die Diskussion geriet, an. Ablehnendes Verhalten und Unerfahrenheit der Ärzte bezüglich des Krankheitsbildes und des Krankheitsverlaufs lassen diese Erkrankung bei älteren Patienten erst gar nicht in Betracht kommen. So werden meistens zuerst Altersbeschwerden diagnostiziert. Doch sind zum Zeitraum jenseits des 60. Lebensjahres die meisten Menschen von Abnutzungserscheinungen, die durch bildgebende Untersuchungen sichtbar werden, betroffen. Dies ist jedoch nicht gleichbedeutend mit einem Vorhandensein von Schmerzen. Von den Patienten selbst wird in diesem Alter aufgrund geringerer Informationsquellen nur selten eine Fibromyalgie vermutet, welches bei jüngeren Patienten insbesondere durch Informationen über das Internet immer häufiger der Fall ist. Hinzu kommt, dass sich nach den Aussagen von Dr. Amand und weiterer Ärzte das Endstadium der Fibromyalgie als Arthrose zeigt. Das ist ein Zeitpunkt, in dem durchaus nicht alle genannten Symptome auf sich aufmerksam machen müssen. Oder der Patient wird, wie es noch in den achtziger und neunziger Jahren üblich war, wegen der verschiedenartigen Beschwerden von mehreren Fachärzten behandelt.

Entsprechend unserer Umfragen lag die Anzahl der Patienten, bei denen sich erst im dritten Lebensviertel erste Symptome der Fibromyalgie zeigten, unter 10% aller Betroffenen in diesem Alter. Das bedeutet, dass von den diagnostizierten Fibromyalgiekranken im Alter zwischen 50 - 70 Jahren nur noch eine geringe Anzahl der insgesamt Betroffenen ärztliche Hilfe suchte.
Ergebnisse von Untersuchungen einer kanadischen Forschergruppe, die nach dreijähriger Beobachtungszeit Verbesserungen an Betroffenen feststellten, sagen meines Erachtens auf Grund der wechselnden Symptomenbilder innerhalb von guten und schlechten Zeiten keinerlei reale

Fakten zum Gesamtbild der Fibromyalgie aus. Keinesfalls kann man so meine ich, auf Grund der Aussage der kanadischen Forschergruppe darauf schließen, dass sich die Fibromyalgie im Alter ohne eine spezielle und auf die Ursachen zugeschnittene Therapie selbständig zurückbilden könne.

Einig scheint man sich bei der Aussage zu sein, dass extremer Stress (egal welcher Art, also sowohl körperlicher wie auch psychischer) die Krankheit Fibromyalgie zum Ausbruch bringen kann. Das bedeutet meines Erachtens allerdings, dass bereits eine erhebliche Störung des Organismus vorliegen muss, welche durch den überhöhten Energie raubenden Stress zum Ausbruch der Krankheit führt. Expertenmeinungen gehen davon aus, dass bei der Krankheit Fibromyalgie aller Wahrscheinlichkeit nach ein Gendefekt vorzuliegen scheint.

Banale oder fatale Aussagen zur Krankheit Fibromyalgie?

1.Öffentliche Aussagen zur Fibromyalgie

Viele Menschen suchen sich über das Internet Faktenwissen. So geschieht dies natürlich auch besonders bei weniger bekannten Krankheiten, wie es bei der Fibromyalgie der Fall ist.

Der Link: *www.netdoktor.de* scheint einem Unwissenden sicher eine gute Informationsquelle zu sein. Was fand ich da unter diesen Seiten bei Schlagzeilen?

„Fibromyalgie: Individuelle Therapie nach Diagnosenstellung (6. Juli 2005)

Bonn (dpa) - Gegen Fibromyalgie gäbe es kein Patentrezept, darauf wies die Deutsche Rheuma Liga in Bonn hin. Die Faser-Muskel-Schmerz Erkrankung, die oft noch als Weichteilrheumatismus bezeichnet wird, sei komplex:

Ausgedehnte Schmerzen und Muskelverspannungen, erhöhte Druckschmerzempfindlichkeit an Muskeln und Sehnenansätzen, Erschöpfung und Schlaflosigkeit sowie psychische Beeinträchtigungen würden das Krankheitsbild kennzeichnen, mit dem in Deutschland nur wenige Spezialisten vertraut seien. Im Schnitt dauere es sieben Jahre, bis der Betroffene eine gesicherte Diagnose erhalte. An Fibromyalgie seien laut der Rheuma-Liga in Deutschland 1,5 Millionen Menschen er-krankt.

(http://www.2.netdoktor.de/nachrichten/index.asp?y=2005&m=7&d=6&id=119642)

Ganz sicher kann man davon ausgehen, dass auch NET-DOKTOR mit seinen derzeitig genannten Symptomen der Fibromyalgie: „Ausgedehnte Schmerzen und Muskelverspannungen, erhöhte Druckschmerzempfindlichkeit an Muskeln und Sehnenansätzen, Erschöpfung und Schlaflosigkeit sowie psychische Beeinträchtigungen" nicht die höchste Anzahl der Beschwerden aufzeigte. Doch auch auf anderen Seiten findet man hauptsächlich die oben genannten Symptome. Mich beschlich manchmal der Verdacht, dass Fakten zu unserer Krankheit Fibromyalgie einfach nur voneinander abgeschrieben wurden. Auf diese Weise kann es natürlich sehr schnell zu unvollständigen Informationen kommen. Die Leidtragenden sind dabei allerdings die Patienten. Ihnen nimmt kaum einer das extrem belastende Krankheitsbild ab. Sie werden leider viel zu oft als überempfindlich oder sogar als Simulanten angesehen.

Beim Lesen der Aussagen zu NETDOKTOR dürfte dem aufmerksamen Leser die hohe Zahl Betroffener allein in Deutschland aufgefallen sein.
1,5 Millionen Menschen leiden in Deutschland also im Jahre 2005 vermutlich an Fibromyalgie.
Innerhalb der Deutschen Fibromyalgie - Vereinigung (DFV e. V.) finden wir dagegen im gleichen Jahr eine wesentlich höhere geschätzte Betroffenen - Quote, nämlich 1,6 - 2,4 Millionen Betroffene. Interessant für therapierende Institutionen dürfte die dort ebenfalls zu lesende Information sein: Insoweit könne man schon fast von einer Volkskrankheit reden.
(http://www.aerovita.de/html/body fibromyalgie.html)

Der Landesansprechpartner Hessen Fibromyalgie nennt im selben Jahr die Betroffenenzahl von 2,4 % Erkrankte. Er entschied sich also für die goldene Mitte der vorhandenen statistischen Zahlen. Aber immerhin wird hier schon auf bis zu 100 verschiedene Symptome hingewiesen. Im Thieme Presseservice des Georg Thieme Verlag Presse - und Öffentlichkeitsarbeit kann man unter anderem zur Fibromyalgie lesen (Zitat): *„Manche Ärzte betrachten die Fibromyalgie als Verlegenheitsdiagnose oder streiten die Existenz dieser Krankheit schlichtweg ab. Das Fehlen naturwissenschaftlich*

leicht fassbarer Merkmale, zum Beispiel Labor - *und Röntgenbefunde, wecken ihre Zweifel*", schreibt Wolfgang Brückle in seinem Ratgeber „ Fibromyalgie - endlich richtig erkennen und behandeln." (TRIAS Verlag, Stuttgart, 2005) Dabei sei Schmerz messbar. Schon vor Jahren hätten Untersuchungen Hinweise auf unterschiedliche Aktivitäten in Schmerzzentren des Gehirns zwischen Fibromyalgie - Patientinnen und gesunden Frauen ergeben. So wenig man jedoch gegen den Vorwurf angehen kann, die Betroffenen bildeten sich ihre Schmerzen ein, so wenig weiß man nach wie vor über die Ursachen der Erkrankung.
(http://www.thieme.de/presseservice/breaking_news/000526.html)

Leider, aber auch verständlicherweise bleiben nach den genannten Aussagen bei einer Reihe von unbetroffenen Lesern nur Sätze wie: Betroffene bilden sich die Schmerzen nur ein! Oder: *Diese Krankheit gibt es ja gar nicht!* in Erinnerung.
Wenn die Informationsquote wie bei Fernsehsendungen noch höher liegt, ist natürlich auch der psychische Schaden, den man den Betroffenen zufügen kann, als auch die Unglaubwürdigkeit dieser „neuen" Krankheit gegenüber um vieles höher.
Innerhalb einer medizinischen Reihe wurde ebenfalls die Krankheit Fibromyalgie vorgestellt. Der Titel dieser Sendung lautete:
„Fibromyalgie - Training gegen Muskelschmerz"
Als Symptome wurden genannt: Schmerzen im Bereich von Muskeln und Sehnen, verminderte Belastbarkeit, Überempfindlichkeit der Sinne; Müdigkeit, Depressionen, Schlafstörungen und Druckempfindlichkeit an bestimmten Muskel- und Sehnenansätzen
Weiterhin wurde erwähnt, dass etwa 800 000 Menschen an dieser chronischen Schmerzkrankheit leiden, dass bis zu 90 % der Betroffenen Frauen sind und dass die Ursache bisher noch ungeklärt sei. Bei der Diagnosenstellung müssten an-

dere Krankheiten mit ähnlichen Symptomen ausge-schlossen werden. Und nach einer internationalen Festlegung müssten mindestens 11 von 18 speziell festgelegten Schmerzpunkten (Tender points) auf Druck schmerzhaft reagieren, dann könne die Diagnose Fibromyalgie gestellt werden. Des weiteren wurde angeführt, dass diese Erkrankung als eine körperliche Störung betrachtet wird, die nicht lebensbedrohend ist und keinen Schaden im Körper anrichtet.
Doch die Erkrankten würden eine niedrige Schmerzschwelle haben und dadurch Schmerzen schneller und intensiver wahrnehmen. Da sich der Körper auch normalerweise vorübergehende Schmerzen merkt, verselbständigt sich der Schmerz und daraus entwickelt sich dann diese Schmerzkrankheit Fibromyalgie.
Ein Heilmittel gäbe es bislang noch nicht. Aber die Therapie besteht aus einer effektiven Schmerzbekämpfung wie: Physiotherapie, Bewegung, Entspannungsverfahren nach Jakobsen und Schulung der Selbstwahrnehmung.
Medikamente kommen untergeordnet zum Einsatz. Auch wenn diese Erkrankung nach neueren Erkenntnissen nicht durch eine psychische Ursache entsteht, spiele dennoch die Psyche eine wichtige Rolle. So lernen die Patienten ihr Schmerzgedächtnis zu überlisten und werden dadurch in der Lage sein, mit der Krankheit zu leben ohne zu leiden.

Wenn ich eine Nichtbetroffene wäre, könnte ich sicherlich über diese „Weicheier", die von der Fibromyalgie betroffen sind, nur lächeln. Natürlich wäre ich voller Mitleid gegenüber diese empfindsamen Menschen.
Nach diesen Darlegungen möchte ich dem Leser den Schmerzpegel, den die Fibromyalgiepatienten ständig ertragen müssen, mit einem kleinen Beispiel nahe bringen. Es ist eine Bemerkung unseres Forumsmitgliedes B., welches sich einen doppelten Sprunggelenkbruch zugezogen hatte: „Die Schmerzen dieses Bruches waren banal im Vergleich zu den Belastungen und Schmerzen durch meine Fibro-

myalgie. Und außerdem wurde ich sogar noch bedauert und verwöhnt wegen des „sichtbaren" Unfallleidens.
So wie ihr, stoße ich ja bei meiner Fibro immer wieder auf Unverständnis und erlebe negative Abwertungen meines Leidens. Denn das Problem ist ja, dass man uns die belastende und schmerzhafte Krankheit Fibromyalgie nicht ansieht."

Von wissenschaftlicher Seite wurde der Schmerz der Fibromyalgie mit dem Phantomschmerz verglichen. Was liegt dann näher, als die doch eigentlich „gesund aussehenden Kranken“ als Simulanten oder als psychisch „angeknackst" zu bezeichnen? So dürfte es dann auch tatsächlich funktionieren, wenn die Fibromyalgiepatienten ihre Schmerzen, die mit einem Phantomschmerz zu vergleichen sind, ignorieren und dadurch schmerzfrei leben können.

In einer Zeitung, worin der Öffentlichkeit Tipps zur Gesunderhaltung gegeben werden und Berichte aus dem Forschungsstand der Medizin zu lesen sind, bemerkte ich folgende Überschrift:

- „Fibromyalgie: Alles-ist-gereizt-Syndrom"
- „Schmerzen von Kopf bis Knie"

Äußerst verärgert über diese sinnentstellende Überschrift zur Krankheit Fibromyalgie las ich den dazu gehörenden Text des Artikels. Allein die Überschrift war meines Erachtens schon äußerst oberflächlich gestaltet, denn gerade an Waden und Füßen haben viele Fibromyalgiepatienten häufig ganz erhebliche Schmerzen. Weitere unzureichende Hinweise folgten dieser Überschrift, von welcher ich mich geradezu auf den Arm genommen fühlte. Von den vielen Symptomen unserer Krankheit waren nur folgende wenige aufgeführt: Schmerzen innerhalb der Muskulatur und der Sehnenansätze, allgemeine Müdigkeit und Erschöpfung. Doch auf dieses „Alles-ist-gereizt-Syndrom" wurde nicht näher eingegangen, scheinbar blieb es der Fantasie des Lesers überlassen, was immer er sich darunter vorstellen wollte. Eine Zeitung, die dem Bürger Tipps zur Gesunderhaltung gibt und den Stand der Forschung der Allgemeinheit zum Lesen anbietet, hat, wenn ich von mir ausgehe, einen Charakter der Ehrlichkeit und Korrektheit bezüglich der Aussagen zu haben. Es macht mich nicht nur wütend, sondern auch traurig, wie primitiv die Bevölkerung informiert wird, nur damit Schlagzeilen gedruckt werden können, die die Verkaufszahlen hochtreiben. Leider verbergen sich hinter den vielen Seiten über Fibromyalgie im Internet ähnliche, wenig aussagefähige Texte. Aber wie könnte es auch anders sein. Gebe ich den Begriff Fibromyalgie bei Google ein, so werden mir 650 000 Seiten mit jeweils etwa zehn unterschiedlichen Links angeboten. Allein um die etwa 6.500.000 Homepages anzuschauen, mich diesbezüglich zu informieren und aussagefähige Seiten zu ordern, benötigte ich viele Monate. Wobei ich zugeben muss, dass ich, um nicht Jahre an dieser Auswahl zu sitzen, schließlich versuchte, von der Überschrift auf den Inhalt der Texte zu schließen. Teilweise waren die Seiten sehr interessant gestaltet, doch meistens hatte ich es mit Wiederholungen, Abklatsch von anderen Seiten zu tun. Generell kann ich sagen, dass sehr wenige Symptome zur Krankheit Fibromyalgie aufgeführt wurden; allerdings nahm die Anzahl der genannten Symptome während des letzten Jahres auffallend zu. Sehr oft konnte ich auch Texte über Ursachen und Verlauf der Krankheit lesen, die teilweise sogar völlig identisch waren. Es wurde häufig darauf hingewiesen, dass die Fibromyalgie trotz des chronischen und belastenden Schmerzcharakters nicht lebensbedrohlich sei und auch bei langem Verlauf nicht zu Gelenkversteifungen oder Zerstörung der Gelenke, der Wirbelsäule, der Muskulatur oder innerer Organe führen würde. Einige der Berichte wiesen darauf hin, dass die Krankheit Fibromyalgie trotz der positiven Prognose dennoch auf Grund der Symptomatik häufig zur Frühberentung führten. Da frage ich mich allerdings, welche Kriterien in diesen Fällen zur Frühberentung führten, denn allein mit dem Krankheitsbild der Fibromyalgie war bisher noch keine Berentung möglich. Wobei ich allerdings auch erwähnen möchte, dass die Krankenkassen und Rententräger nicht von dem umfangreichen Beschwerdebild, wie wir es vorn aufgezeigt haben, ausgegangen sind. Alle bisherigen genannten Beschwerdebilder und Symptome waren unvollständig aufgelistet. Und sicher kommen zu den von uns genannten Beschwerden noch eine Reihe weiterer hinzu, wenn umfangreichere Befragungen als unsere die Symptomatik der Krankheit in ihrer Gesamtheit erfassen wollen. Eine Berentung bei dem Vollbild der Krankheit Fibromyalgie ist also bei dem umfassenden Beschwerdebild, wie wir es aufgeführt haben, unbedingt anzustreben. Denn sicher ist, dass viele Fibromyalgiekranke nicht mehr fähig sind, ihrer Arbeit nachzukommen. Häufige und zwingende Krankschreibungen führen allerdings nicht selten zu Entlassungen, bzw. zu Umschulungen. Da von den Krankenkassen immer weniger finanzielle Leistungen übernommen werden, führt das chronische Krankheitsbild der Fibromyalgie bei vielen Patienten, besonders aber bei allein stehenden Patientinnen, häufig in einen extremen sozialen Abstieg. Leider wird gerade dann allzu schnell in der Art diskutiert, dass diese Patienten persönlich an ihrem sozialen Abstieg schuld seien. „Simulanten und arbeitsscheu" sind allerdings noch die harmlosesten Bezeichnungen. Doch bei den oben erwähnten öffentlichen Darstellungen der Erkrankung verwundert mich persönlich diese Einstellung kaum. Weitere häufig auf Internetseiten anzutreffende Fakten zur Krankheit Fibromyalgie beinhalteten die angeblich asozialen oder zumindest krankmachenden Verhaltensweisen der Betroffenen. Ärztlicherseits wurden dann, wie oben bereits angeführt, eine Verhaltensänderung im privaten, bzw. beruflichen Umfeld als notwendig erachtet. Verhaltenstherapien auf psychologischer Ebene seien der Schlüssel zur Genesung. Verwundert haben mich immer wieder die ge-

gensätzlichen Charaktereigenschaften, die wir Fibromyalgiker aufweisen sollen. Während die einen Ärzte vom ungesunden Familienklima während der Kindheit sprachen und den Betroffenen wenig Fähigkeiten zur Lösung bei Konflikten zugedachten, belegten andere Ärzte anhand von Studien die besonderen Fähigkeiten, die uns schließlich auch krank machten, wie beispielsweise: besonders ehrgeizig zu sein, sehr gewissenhaft zu arbeiten (zu gewissenhaft?), an sich persönlich extrem hohe An-forderungen zu stellen. Zum Letzteren muss ich aus eigener Erfahrung sagen, dass mir auf Grund meiner Schmerzen und Erschöpfung gar nichts anderes übrig blieb, als alles Vorhandene an Leistung aus mir herauszuholen, um mit den anderen, den Gesunden mithalten zu können. Des Weiteren möchte ich an dieser Stelle auch darauf hinweisen, dass ein chronisch Schmerzkranker verständlicherweise weniger gut mit Alltagsstress klarkommen kann als ein Gesunder. So ist meines Erachtens das schlechtere Umgehenkönnen mit Alltagsstress eine Folge der viele Jahre bestehenden täglichen Schmerzbewältigung infolge der Krankheit Fibromyalgie und nicht der Auslöser der Krankheit. Natürlich kann jeder Patient aus positiven Strategien zur Stressbewältigung nur gesundheitsfördernden Nutzen ziehen. Aber sollte man dann nicht besser überdenken, dass es günstiger und preiswerter wäre, wenn man das Kind nicht erst in den Brunnen fallen lässt, sondern vorbeugende verhaltensfördernde Kurse zur Stressbewältigung für Gesunde anbietet? Als eine der Ursachen der Fibromyalgie wird eine Störung im Zusammenspiel zwischen Körper und Seele erwähnt. Ich bin der Meinung, jede Krankheit beruht in irgend einer Form auf eine derartige Störung. Aber dann muss sie dennoch nicht zwingend die Ursache der Krankheit sein. Als Auslöser der Krankheit Fibromyalgie werden von der Fachwelt eine Reihe von Möglichkeiten genannt. Auch das kann wiederum für alle Krankheiten zutreffend sein. Von welcher Krankheit der Mensch schließlich betroffen wird, entscheiden nicht die anfallenden möglichen Stresssituationen, sondern der genetische Aufbau, die genetische Struktur des Individuums. Da wir Fibromyalgiepatienten aller Wahrscheinlichkeit nach unter einem Gendefekt leiden, können bei uns, so diese Situationen denn bei uns auftreten sollten, Traumatas in der Kindheit - also extreme Stress-situationen zum Auslöser unserer Krankheit werden. Haben wir eine unbeschwerte Kindheit und sind wir durch den Gendefekt nicht schon mehr als andere Kinder in unserem Alter belastet, so werden vielleicht ein späterer Unfall, eine Operation, eine schwere Infektion oder familiäre Schicksalsschläge zum Auslöser unserer Fibromyalgie. Möglicherweise gibt es auch Personen, die genetisch geschädigt sind und dennoch niemals an Fibromyalgie erkranken.

2. Ein spezielles kindliches Trauma - ebenfalls ein möglicher Auslöser der Krankheit Fibromyalgie

Ich bin eine Fibromyalgiekranke und leide - wie möglicherweise 1,6 Millionen Deutsche auch - an oft unerträglichen Schmerzen.
Aber ich bin auch ein Missbrauchsopfer, welches wie viele Überlebende jahrelang als Kind diesem traumatischen Geschehen ausgesetzt war. Auch ich leide als Erwachsene noch immer unter den belastenden Spätschäden infolge des sexuellen Missbrauchs während der Kindheit. Zusätzlich, als seien diese Beschwerden nicht genug, stellten sich bei mir bereits in der Kindheit Symptome der noch immer wenig erforschten Krankheit Fibromyalgie ein. Mir schienen die extremen Schmerzen dieser Krankheit jahrzehntelang die Bestrafung des Geschwistermissbrauchs zu sein. (Hatte ich doch nie gelernt, dass auch bei einem Missbrauch unter Geschwistern von einem Opfer und einem Täter auszugehen ist, also nicht ebenfalls eine Mitschuld der Missbrauchten vorliegt.)

Die ersten Untersuchungen in Deutschland zur Krankheit Fibromyalgie ließen vermuten, dass etwa 60 % der Patienten ein kindliches Trauma erlebt hatten. Das Trauma konnte durch sexuellem Missbrauch, aber auch durch brutale Erziehungsmethoden physischer oder psychischer Art hervorgerufen werden. Aber auch nach Scheidungen der Eltern, Tod von Bezugspersonen, schweren Erkrankungen, Operationen oder Unfällen konnte die Erkrankung zum Ausbruch kommen.
Einige Experten hatten nun nichts Eiligeres zu tun, als die Vermutung aufzustellen, Fibromyalgie würde durch eine schlechte Kindheitsatmosphäre hervorgerufen.

Und so wurde denn auch prompt der Rat gegeben: durch „Umerziehen" der Persönlichkeitsauffälligkeiten würden die Beschwerden der Fibromyalgie wieder verschwinden. Heutzutage kann man davon ausgehen, dass bei der überwiegenden Mehrheit der Menschen, die unter dieser Erkrankung leiden, bereits seit der Kindheit erste Symptome auftraten, die man der Fibromyalgie zuordnen muss. Bei einer Umfrage unter Betroffenen hatten von 138 Befragten bereits 78% entsprechende Krankheitsbeschwerden in der Kindheit. Und diese Befragung machte auch klar, dass viele der Betroffenen eine sehr gute, glückliche Kindheit erleben durften. Meine Vermutung zu diesen unterschiedlichen Aussagen besteht darin, dass es bei den ersten Befragungen zu einer Verschiebung der Fakten kam. So sehe ich es durchaus als glaubwürdig an, dass bei 60 % der Missbrauchsopfer und bei den Kindern mit anderen Ursachen einer kindlichen Traumatisierung durch den extremen Stress (sowohl psychisch, wie auch physisch) ein Ausbruch der Fibromyalgie deutlich wurde. Aber das ist nur ein relativ geringer Prozentsatz der Personen, die insgesamt unter der Krankheit Fibromyalgie, die vermutlich durch einen Gendefekt entsteht, zu leiden haben. Also ist nicht, wie zu Anfang häufig vermutet, ein asoziales Umfeld während der Kindheit die Krankheitsursache. Welch ein Aufatmen unter den Erkrankten, nicht mehr aufgefordert zu werden, die Ursache der Schmerzen in der eigenen Vergangenheit zu suchen.

Wir müssen vielmehr davon ausgehen, dass jene armen, schon in der Kindheit vergewaltigen Seelen zusätzlich auch unter diesem Gendefekt litten, der durch die angeführte extreme Stresssituation zum Ausbruch kam. So bedeutet dies für eine Reihe der Personen, die als Kind sexuell missbraucht wurden, dass sie neben den erheblichen Folgen und Spätfolgen des Missbrauchs auch noch unter der Krankheit Fibromyalgie (oder anderen Krankheiten) zu leiden haben. Für Unbetroffene ist dies ein nicht vorstellbarer, doppelter

Leidensweg. Für mich bedeutete dies, häufig zusätzliche und unnötige Schmerzen zu ertragen. Ein kleines Beispiel sei hier angeführt. Während einer stationären Behandlung in der Psychiatrie wurde mir verboten, meine Schmerzmittel gegen rheumatische Hüft- und andere Gelenkbeschwerden, die durch bildgebende Diagnosen bestätigt waren einzunehmen. Die Antwort der Stationsärztin werde ich mein Leben lang nicht mehr vergessen: *„Machen Sie fleißig Ihre Hausaufgaben und Ihre Schmerzen werden von alleine wieder verschwinden."*

Wie viele Überlebende werden unter ähnlichen Beschwerden leiden und treu und brav wieder und wieder ihre „Hausarbeiten" erledigen, ohne jemals Linderung der Schmerzen zu verspüren. Denn anhand der Vermutung, dass von möglicherweise 60 % der Patienten, die ein kindliches Trauma erlitten, neben anderen Erkrankungen ebenfalls auch die Krankheit Fibromyalgie zu diagnostizieren ist, werden sich ganz sicher nicht wenige Überlebende befinden, deren Psychotherapien nie den gewünschten und eigentlich zu erwartenden Erfolg zur Heilung bringen. Das Leben besteht dann häufig nur noch aus psychischen und physischen Schmerzen. Wie viel Lebenswille, Hoffnung und Kraft dann aufgewendet werden müssen, um das Leben noch immer lebenswert empfinden zu können, ist unvorstellbar.

Wie der Verlauf der Krankheit Fibromyalgie aussehen kann - dargestellt am Krankheitsgeschehen der Autorin

Gedanken zum Schmerzgeschehen

Ich möchte mich noch einmal der gestellten Vermutung, dass Fibromyalgiekranke schmerzempfindlicher als andere Menschen sind zuwenden. In diesem Zusammenhang wird ja ebenfalls vermutet, dass gerade dort, wo sich mehrere Fibromyalgiepatienten in einer Familie befinden, mit Schmerzsituationen empfindsamer und wehleidiger umgegangen wird. Hier seien besondere Strategien vonnöten, um einen Schmerz ignorieren zu können. Das heißt, wir sollten dem Schmerz unbedingt weniger Beachtung schenken und schon würden wir nicht mehr so unter ihm zu leiden haben.

Sicher gibt es unter den Fibromyalgikern auch wehleidigere Personen, aber diese können wir überall antreffen. Und dennoch erkrankt nicht jede wehleidige Person an Fibromyalgie. Außerdem ist bei jedem Menschen der Schmerzpegel genetisch festgelegt. Frauen haben gewöhnlich einen niedrigeren Schmerzpegel als Männer. Aber das bedeutet nicht, dass Frauen empfindsamer auf Schmerz reagieren. Sie nehmen den Schmerz nur früher wahr, als die meisten Männer. Das ist entwicklungsgeschichtlich bedingt und war ganz sicher eine weise Festlegung der Natur. Während unsere frühen Vorfahren etwa bei den Jägern und Sammlern als männliche Personen ihre ganze Geschicklichkeit, Kraft und Energie aufbringen mussten, um die benötigte Nahrung zu beschaffen, kümmerten sich die weiblichen Wesen um die Nachkommen. Sie mussten feinfühlig sein, um ihren Kindern Nestwärme und Geborgenheit geben zu können. Doch bei der Jagd waren Härte und Unempfindsamkeit gefragt. Ich persönlich litt bereits als Kleinkind an sehr starken Schmerzen einer akuten, eitrigen Mittelohrentzündung. Kann man da von Wehleidigkeit sprechen, wenn ich weinte? In meiner Familie wurden kleinere Beschwerden und geringfügige Verletzungen generell ignoriert. Selbst bei wiederholten eitrigen Mittelohrentzündung mit 16, 18 und 19 Jahren, als ich zwei Wochen an hohem Fieber, Kieferklemme und täglicher Neubildung von Eiter litt, musste ich zur damaligen Zeit noch ohne Antibiotika auskommen. Zu meinem Glück suchte sich der Eiter seinen Weg durchs Trommelfell. Aber die Schmerzen, die mich während dieser Zeit täglich erneut überfielen, waren unvorstellbar. Schmerztabletten hatten schon nach zwei Stunden keinerlei Wirkung mehr.

Ich gehörte zu den schwangeren Frauen, die bis zu 50 mal am Tag Brechattacken über sich ergehen lassen mussten. Eine vorzeitige Geburt im siebenten Monat beendete dann diesen Zustand. Leider wurde auch während der Entbindung keine Möglichkeit der Schmerzlinderung, wie es heutzutage üblich ist, eingesetzt - obwohl sich mein gesamter Körper dieser frühen Entbindung widersetzte.
Seit dem 22. Lebensjahr litt ich bis zum Rentenalter unter der schweren anfallartigen Gleichgewichtserkrankung „Morbus Menière". Dies ist eine Krankheit, die normalerweise Minuten bis stundenweise auftritt. Ich hatte diese Anfälle stets fünf Tage lang und so stark, dass ich nur noch fähig war, das Bett zu hüten. Ich bin in einer Zeit und in einem Staat groß geworden, wo Zahnbehandlungen ohne Einsatz von Schmerzmitteln durchgeführt wurden, Wurzelbehandlungen natürlich inbegriffen.
Infolge eines akuten Eiterherdes wurden mir zwei Backenzähne ausgegraben, ohne dass die Spritze ihre volle Wirkung entfaltete. Ich habe dennoch nicht das gesamte Personal zusammengeschrien. Ich könnte die Beweise, dass ich nicht überempfindlicher als andere - normale - Menschen reagiere, Seite um Seite fortsetzen. Doch ich sehe mich nicht in die

Pflicht genommen, gegen den Begriff „Weichei" zu protestieren. Das Einzige, was mich in Bezug Schmerz von anderen - gesunden Menschen unterscheidet ist meine auffallende Häufigkeit, von Erkrankungen, die Schmerzen verursachen, betroffen zu sein.

Erinnern möchte ich an dieser Stelle vor allem an die bekannte Bedeutung und Aufgabe des Symptoms „Schmerz". Bei NETDOKTOR.de finden wir folgende Definition dazu: *„Schmerzen sind ein Warnsignal des Körpers. Sie treten nach Verletzungen, bei Entzündungen oder bei Deh-nung von Strukturen des Körpers auf. Die Psyche hat großen Einfluss auf die Wahrnehmung von Schmerzen."*
Bei den oben genannten Krankheitssymptomen war es richtig und wichtig, dass mein Körper das Warnsignal Schmerz ausstrahlte. Die exakte Funktionsweise des Körpers war in Gefahr. Doch woran erkennen wir als Fibromyalgiekranke, wann wir den Schmerz ignorieren dürfen, also in diesem Fall die Psyche missbrauchen, um den Schmerz zu ignorieren? Soll ich als Betroffene generell alle Schmerzen ignorieren? Dann beraube ich meinen Körper der wichtigen Funktion eines Frühwarnsystem. (Ganz abgesehen davon, dass es Betroffenen mit einem Vollbild der Fibromyalgie nur schwer gelingen wird, die ständig vorhandenen, oft unterschiedlichen Schmerzen grundsätzlich zu ignorieren.)
Schon oft habe ich gedacht, jetzt habe ich eine andere Form der Schmerzen. Dies hat nichts mit der Fibromyalgie zu tun. Aber ein Arztbesuch zeigte mir abermals: Wieder ohne Befund! Und jetzt weiß ich, etwa 250 verschiedene Beschwerden können mich treffen. Und immer wird die Unsicherheit bleiben: Ignoriere ich diesen Schmerz oder ist es dieses Mal ein Warnsignal „ernsterer Natur"? Mir ist auch klargeworden, dass selbst die Fibromyalgie, die ja keine ernsthaften Erkrankungen nach sich ziehen soll, mich letztendlich in eine Endstrecke der Erschöpfung treibt, die

mir sowohl Schwerstbehinderung durch Arthrose als auch lebensbedrohliche Erkrankungen nicht mehr vorenthält. Ist es da nicht purer Leichtsinn auf dieses Frühwarnsystem zu verzichten? Und das nur deshalb, weil die Fibromyalgie noch nicht exakt erforscht ist und einige Spezialisten die Meinung vertreten, durch ein Ignorieren dieser Schmerzen könne man sein Leben wieder in den Griff bekommen? Ist es nicht vielmehr so, dass man die Personen mit extremen, auffälligen Schmerzen, welche aber die Wissenschaft noch nicht einordnen kann, in ihr vorgezeichnetes Leid laufen lässt? Und das nach dem Motto „Was nicht sein darf, ist auch nicht? Es gibt durchaus schon etliche ernstzunehmende Theorien sowohl von deutschen als auch von ausländischen Ärzten. Doch anstatt deren Theorien zu hinterfragen, wirft man sie in den großen Topf der Scharlatane, die es ganz sicher auch hierbei gibt. Wenn hier von einer neuen und modernen Krankheit gesprochen wird, so wird vor lauter Eifer über eine Diskussion darüber gar nicht bemerkt, das dies eigentlich gar keine moderne Krankheit ist. Die Vorfahren vieler Betroffener beweisen es. Auch Großeltern und Urgroßeltern litten schon unter dem großen Symptomenbereich der Fibromyalgie. Der einzige Unterschied zu früher ist, dass die Patienten damals „scheinbar" unter etlichen, unterschiedlichen Krankheiten litten. Doch das erlebte ich in den neunziger Jahren auch noch. Wenn heute von einem stetigen Ansteigen der Krankheit Fibromyalgie gesprochen wird, so sehe ich den Hauptgrund darin, dass die Diagnose von Ärzten häufiger in Betracht gezogen wird. Außerdem informieren sich auch viele Betroffene untereinander und lassen sich, nach häufig Jahrzehnte langen Schmerzzuständen nun auf diese „neue" Krankheit untersuchen. Auch ich habe jahrzehntelang meine Schmerzen als zu mir gehörend hingenommen. Mein Leitspruch, um an den Schmerzen nicht völlig zu verzagen, war: *Solange ich Schmerzen habe, weiß ich, dass ich lebe.* Vor einigen Jahren wurde mir während eines Krankenhausaufenthaltes gesagt, dass heute

niemand mehr unter Schmerzen leiden müsse. Es gäbe genügend unterschiedliche und gute Schmerzmittel, so dass heutzutage niemand mehr unbehandelt unter Schmerzen leiden sollte. Dem kann ich grundsätzlich natürlich zustimmen. Umfangreiche wissenschaftliche Forschungen machten es möglich, dass viele Schmerzkrankheiten heute zu erträglichen Krankheiten wurden. Vielen Schmerzpatinten konnten bisherige Qualen genommen werden, stellvertretend hierzu möchte ich die Betroffenen der Rheumatoiden Arthritis nennen. Mittlerweile sind viele wichtige Informationen zur Entstehung bzw. zum Verlauf einer Schmerzentstehung erforscht und gesammelt worden. Ganz sicher sind alle diese neuen Erkenntnisse äußerst wichtig für die durchzuführenden Schmerztherapien der großen Anzahl Schmerzbetroffener insgesamt. Als besonders wichtig sehe ich die Erkenntnisse an, dass Schmerzen heute bereits bildgebend dargestellt werden können. Nachweisbare Veränderungen im menschlichen Organismus bringen den Beweis, dass Schmerzen nicht durch Einbildung oder psychisch übersensibles Reagieren entstehen. Es laufen bestimmte Stoffwechselvorgänge ab, in deren Folge häufig erst der Schmerz entstehen kann. So sehe ich auch die Erkenntnisse, die während des Weltkongresses „MYOPAIN 2004 - Sixth World Congress on Myofascial Pain and Fibromyalgia" vom 18. bis 22. Juli 2004 in München genannt wurden, als äußerst wichtig für die Gesamtzahl von drei Millionen Menschen mit chronischen Schmerzen am Bewegungsapparat an. Leider brachte dies jedoch nicht den erhofften Durchbruch zur Therapie des Fibromyalgie - Syndroms.
(http://idw-online.de/pages/de/news83550)

Dennoch möchte ich als eine der drei Millionen betroffenen Schmerzpatienten besonders Herrn Prof. Dr. med. Dieter Pongratz und Herrn Dr. Michael Späth für ihre umfangreichen Bemühungen um unsere Krankheit Fibromyalgie besonderen Dank sagen.

Beispiel eines Krankheitsverlaufs der Krankheit Fibromyalgie

Neben den wiederholten eitrigen Mittelohrentzündungen, Schlafstörungen und Hinterkopfkopfschmerzen etwa ab dem 10. Lebensjahr quälten mich während meiner Kindheit schon recht häufig reißende Schmerzen in den Muskeln von Armen und Beinen. Damals nannte man diese Beschwerden Reißen, heute spricht man meist von Wachstumsschmerzen. Auch meine Füße schmerzten häufig, es wurde auf die schlechte Schuhqualität während der Nachkriegsjahre geschoben.
Ab einem Alter von 16 Jahren litt ich monatelang unter Gelenkschmerzen beider Hände. Das wurde dem Wachstum zugeschoben. Die ersten größeren Probleme stellten sich zu Beginn meines Ehelebens, während meiner ersten Schwangerschaft ein, ich schilderte dies bereits oben. Im Anschluss meines halbjährigen Babyurlaubs nahm ich meine berufliche Tätigkeit, nun aber in verkürzter Form wieder auf. Seit diesem Zeitraum ging es eigentlich mit meiner Gesundheit ständig bergab. Nach einer akuten Magengrippe hörten die Magenbeschwerden nicht mehr auf und es entwickelte sich daraus allmählich eine schwere chronische Magenschleimhautenzündung. Diese machte aus mir, bis dahin gesund aussehenden jungen Frau eine magere, gestresste und erschöpfte Persönlichkeit mit vielen Wehwehchen.
Mir und meiner Familie fiel auf, dass ich nun „dauernd etwas anderes hatte". Kaum war ich von dem einen quälenden Symptom erlöst, zeigten sich bereits die nächsten Beschwerden. Natürlich lag bei nicht so offensichtlichen Krankheitsbildern auch die Vermutung nahe, dass ich einfach ein etwas zimperlich, wehleidig oder überempfindlich reagierender Mensch sei. Doch so kannte ich mich bisher durchaus nicht. Aber allmählich begann auch ich an mir zu zweifeln, und biss eigentlich täglich nur noch die Zähne

zusammen. Bei Arztbesuchen wurde mir während dieser Zeit auch prompt gesagt: „Ach, Sie sind Lehrerin, dann sind Ihre Symptome vegetativer Natur. Wir können ja vorsichtshalber dennoch eine Laboruntersuchung machen lassen." Doch das Ergebnis verlief immer nach dem gleichen Muster: „Ich sagte Ihnen ja, dass Ihr Körper völlig gesund ist. Sie brauchen nur ein bisschen Entspannung und grübeln Sie nicht so viel über Ihre Beschwerden, dann geht es Ihnen gleich viel besser!" Da meine Krankheiten also tatsächlich meiner Fantasie zu entspringen schienen, bemühte ich mich ständig mehr, Schmerzen und Mattigkeit zu ignorieren. Ich schämte mich sehr über meine offentlichen „Schwächen" und wurde sowohl im Bekanntenkreis als auch im Berufsleben immer unsicherer. Mein Selbstbewusstsein schwand dahin. Um weiterhin überall wie bisher meinen „Mann" stehen zu können, holte ich das Letzte aus mir heraus. Mein Unterbewusstsein prägte seit diesem Zeitraum einen Satz, der mich fast 20 Jahre begleitete und immer tiefer rutschen ließ: „Reiß dich zusammen! Du musst!" Das Ergebnis waren dann auch Beschwerden wie depressive Verstimmungen und erhebliche nächtliche Probleme. Mein Schlaf wurde ständig weniger erholsam. Es gelang mir nicht mehr, meinen Körper völlig locker zu lassen, mich zu entspannen. Als mir und meinem Mann nach einer Röntgenuntersuchung, die ebenfalls eine chronische Magenschleimhautentzündung bestätigte, gesagt wurde, dass ich unbedingt eine Weile mein Berufsleben unterbrechen müsse, da ich ansonsten mit 30 Jahren zum Invaliden geschrieben werden würde, waren wir entsetzt.
Eine zweite schwierige Schwangerschaft mit folgender Frühgeburt nahm ich zum Anlass meine Arbeitsstelle zu kündigen. Den Vorschlag, stattdessen nur ein Jahr auszusetzen, lehnte ich ab. Ich konnte nicht mehr!
Nach sechsjähriger Pause stieg ich wieder in meinen Beruf als Lehrerin ein. Da wir jedoch einen Umzug hinter uns hatten, musste ich die Schule wechseln. Auch hier konnte ich

als Teilzeitbeschäftigte arbeiten. Seit dem Umzug litt ich vermehrt unter grippalen Infekten. Dies erschwerte meine schulische Arbeit sehr, zumal ich hier insbesondere Musikunterricht erteilte. So verstärkte sich meine Erschöpfung erneut. Immer öfter plagten mich die Muskelkater ähnlichen, bzw. Wachstumsschmerzen. Doch dieser Altersphase war ich ja längst entwachsen. Neu kamen nun rheumaartige Schmerzen in Händen und Füßen sowie vermehrte Halsbeschwerden hinzu. Auch mein Körper verkrampfte nach und nach so stark, dass ich das Gefühl bekam, ich sei ein Flitzebogen, der bis zum Anschlag gespannt ist. Da es mir nicht mehr gelang, meiner inneren Anspannung zu entkommen und ich das Gefühl hatte, fast ununterbrochen an grippalen Infekten zu leiden, versuchte ich zunächst mit Hausmitteln meinen Gesundheitszustand zu verbessern. Ich begann mich mit Kneippchen Anwendungen abzuhärten. Wassertreten, Wechselduschen, Bürstenmassagen wie auch tägliche gymnastische Übungen gehörten nun zu meinem Lebensalltag. Diese Methoden hatte ich während einer prophylaktischen Kur erlernt und gespürt, dass sie mir gut taten. Zusätzlich entspannte ich mich nach meiner Dienstzeit regelmäßig bei einer Tasse Kaffee und dem Anhören von klassischer Musik. Mein etwas niedriger Blutdruck normalisierte sich, die Magensschleimhautentzündungen bekämpfte ich zusätzlich erfolgreich mit einer täglichen Tasse gekochtem Leinsamen, ein altes Hausmittel. Diese chronische Krankheit gehörte nach drei Jahren endlich der Vergangenheit an. Ansonsten verbesserte sich gar nichts, so dass mir nun ärztlicherseits dringend eine Mandel-OP empfohlen wurde. Danach waren die rheumatischen Schmerzen in Händen und Füßen fast verschwunden. Auch die Wachstumsschmerzen zeigten sich etwas seltener. Doch die grippalen Infekte traten immer öfter auf. Zusätzlich hatte ich das Gefühl, als hätten sich meine derzeitigen Magenprobleme nach oben in den Halsbereich verlagert. Immer häufiger litt ich unter akuten Kehlkopfentzündungen und neuerdings

auch unter sehr schmerzhaften Nasennebenhöhlenentzündungen, die sich schließlich als chronische Entzündungen manifestierten und mir das Leben als Musiklehrerin zur Hölle machten. Dauerhafte depressive Verstimmungen waren da nicht verwunderlich.
Ein ständig stärker werdender Druck und brennende Schmerzen im Kehlkopfbereich machten schließlich einen Besuch beim HNO-Arzt notwendig. Geradezu verzweifelt war ich, als auch diese Beschwerden wieder auf meine Psyche geschoben wurden. Eine sechswöchige Kur für stimmgeschädigte Lehrer stabilisierte zwar meine Sprechstimme, aber beim Singen hatte ich weiterhin unerträgliche Schmerzen, mein Gesang klang mittlerweile so, wie bei einem Halbwüchsigen während des Stimmbruchs.
Da ich entgegen den Ratschlägen meiner Ärzte nun doch begonnen hatte, mich intensiv mit einschlägiger Literatur sowohl im schulmedizinischen Bereich, wie auch innerhalb psychotherapeutischer Erkenntnisse zu beschäftigen, entschied ich mich für den Versuch, meine Beschwerden mittels einer Psychotherapie in den Griff zu bekommen. Denn in mir hatte sich der Verdacht verstärkt, dass meine gesamten Beschwerden als Spätfolgen auf die Missbrauchserfahrun-gen, die ich während meiner Kindheit machen musste, zurückzuführen sein könnten.
Was ich allerdings nicht erwartet hatte, war eine sechsmonatige stationäre Therapiezeit. In dieser Zeit habe ich viel über mich gelernt, aber auch ärgste psychische Schmerzen erdulden müssen. Doch mir gelang es, nun wieder optimistischer in die Zukunft zu schauen. Meine Schmerzen waren allerdings noch immer vorhanden, wenngleich sie erträglicher waren.
Nun erhielt ich eine spezielle und auf meine Beschwerden gezielt eingesetzte Stimmtherapie, die zwar langsam, aber ständig Erfolge zeigte. Dennoch fiel es mir viel schwerer meinen Beruf als Musiklehrerin weiterhin auszuüben, als in den ersten Jahren. Zwei Jahre später war ich trotz ambu-

lanter Psychotherapie so tief in eine erneute Depression gerutscht, dass ich verzweifelt darum kämpfte, keinen Suizid zu begehen. Der Einsatz von Antidepressiva war der einzige Ausweg. Sowohl die psychischen als auch die körperlichen Probleme verbesserten sich nach dieser neuen, ständigen Medikamenteneinnahme überraschend gut. Zusätzlich führte ich in Eigeninitiative Entspannungsübungen wie autogenes Training, therapeutische Bewegung nach Musik, Maltherapie, tägliches Radfahren, sowie Entschlackungs- und Entgiftungskuren nach alten Hausrezepten *(z.B. Brennesselsalat, Trinken von Karlsbader Mühlbrunn, Kefir ect.)* durch. Endlich bekam ich eine Zeit zum Aufatmen. Fünf Jahre lang ging es mir besser als je vorher. Auch wenn mich noch Lappalien quälten, wie leichtere Anfälle des Morbus Menière, gelegentliche Migräneattacken und als neu aufgetretenes Symptom eine Art Gallenkoliken - natürlich auch wieder ohne Befund, blieb ich doch während dieser Zeit von stärkeren Schmerzen verschont. Endlich schaffte auch ich es mit voller Stundenzahl zu arbeiten. Und ich erfüllte mir sogar noch einen Jugendtraum, ich erwarb in einem zweijährigen kombinierten Direkt/Fernstudium ein Diplom im Fach Musik und die Befähigung auch in den oberen Klassen des Gymnasiums zu unterrichten. Aber auch jetzt zeigte die Fibromyalgie - von der ich noch nicht einmal den Namen kannte - weitere neue Symptome. Ich wurde von ersten Bandscheibenschäden gequält, doch diese neuen Beschwerden waren nach kurzem Auftreten stets schnell wieder verschwunden. Auch meine, durch bildgebende Untersuchungen diagnostizierten Hüftgelenksschäden meldeten sich hin und wieder, doch auch das war nichts Schwerwiegendes. Belastender waren schon bisher unbekannte nächtliche Anfälle von sehr starken Kopfschmerzen. Doch wenn ich aufstand, mich in einen Sessel setzte, klangen auch diese bald wieder ab.

Noch eine weitere neue Form des Schmerzes holte mich ein und diese sollte der Anfang von einer neuerlichen grauenvollen Zeit werden, wie ich sie schlimmer noch nie erlebt hatte. Erholsame schmerzfreie Zeiten gab es ab diesem Zeitraum nicht mehr.

Mittelfußblockierungen wurden die Schmerzen, die mich nun ereilten und mir jeden Schritt verleideten, ärztlicherseits genannt. Die Blockierungen brachten recht schnell die Knochenhaut zum Entzünden, so dass des Nachts selbst eine leichte Steppdecke auf meinen Füßen arge Schmerzen verursachte. Besserung dieser Symptome, die sich bald in beiden Füßen und immer häufiger einstellten, traten erst ein, als mir orthopädisches Schuhwerk verordnet und angepasst wurde. Und dann kamen neue, aber auch bereits bekannte Symptome Schlag auf Schlag. Noch immer ließ ich die stärksten Beschwerden von verschiedenen Fachärzten behandeln, die Diagnose Fibromyalgie war noch nicht gestellt. Aus den bisher kurzzeitigen Bandscheibenbeschwerden entwickelten sich nun unerträgliche, langanhaltende Schmerzen. Um zu verdeutlichen, wie stark diese Schmerzen waren, ein Beispiel aus meinem täglichen Leben: Zu jener Zeit kochten wir unser Kaffeewasser noch in Pfeifkesseln. Diesen Wasserkessel mit etwa einem Liter Wasser vom Herd zu nehmen, war so unerträglich schmerzhaft, dass während der schlimmsten Phasen meine Familie mir diese kleine häusliche Arbeit stets abnehmen musste.
Diese unerträglichen Schmerzen klangen erst nach etwa sechs Wochen und intensiver Unterwasserbehandlung wieder ab. Andere Medikamentes schlugen nicht an, bzw. ich reagierte auf diese allergisch. Nachdem die Bandscheibenschmerzen in ständig kürzeren Abständen auftraten, begann ich auf Anraten meiner Physiotherapeutin mit wöchentlichem, orthopädischen Turnen, welches für Unterleib- und Rückenmuskulatur stärkend ausgelegt war. Zehn Jahre lang taten mir diese Übungen unter Anleitung meiner Physiotherapeutin gute Dienste. Ich bekam die Rückenprobleme schneller und ohne Medizin oder Unterwasseranwendungen

in den Griff. Doch dann ging auch das nicht mehr. Ich war zu erschöpft .Nach jeder Therapiestunde wurde ich von starken Schüttelfrostanfällen gepackt, mir wurde unwahrscheinlich übel und schwarz vor Augen. Erst nach mehreren Stunden Bettruhe klang diese Erschöpfung langsam wieder ab. Natürlich waren das nicht die einzigen Beschwerden, die mich quälten: Die nächtlichen Kopfschmerzattacken nahmen von Monat zu Monat an Stärke und Dauer zu. Als neues Symptom stellten sich beidseitig heftig schmerzende Tennisarmbeschwerden ein. Als dagegen sowohl radioaktive Bestrahlung und Eingipsen neben weiteren Therapien keine Schmerzlinderung brachten, wurde mir vom Chefarzt der Chirurgie des Krankenhauses mitgeteilt, ich müsse mit diesen Beschwerden zukünftig leben. Doch dies wollte zu meinem Glück mein Hausarzt so nicht akzeptieren. Er schickte mich, zur damaligen Zeit bei uns noch selten durchgeführten Akupunktur. Wenngleich ich auch viele Sitzungen benötigte, so kam es doch allmählich zur Schmerzreduzierung, mit der ich leben konnte bzw. kann. Nachdem die Schmerzen der Tennisarme des Nachts kaum noch meinen Schlaf störten, die Mittelfußblockierungen durch das Tragen orthopädischer Schuhe viel seltener auftraten, ereilte mich doch wieder ein neues Symptom. Dieses brachte mich des Nachts schier zur Verzweiflung und erstmals brachten mich unerträglich schlimme Schmerzzustände wieder zum Weinen. Dort, wo vorher die Wachstumsschmerzen auftraten, also in den Ober- und Unterschenkeln kam es nun zu derart argen Schmerzen, die ich nur so beschreiben kann, als würde ich ununterbrochen von brutalen Menschen an diesen Stellen rabiat gekniffen. Ohne Schmerzmedikamente bekam ich kein Auge mehr zu. Leider musste ich sehr bald spüren, dass weder Tramal noch rheumatische Medikamente den Schmerz betäubten. Andere Tabletten lösten Allergien aus. So schluckte ich das einzige Mittel, welches mir ohne scheinbare Nebenwirkungen Linderung brachte, ASS 600 in mich hinein, bis - ja bis ich infolge der Nebenwirkungen dieses Medikaments ein Zwölffingerdarmgeschwür bekam. Mein Schlafdefizit nahm ständig zu. Die körperliche Erschöpfung nahm erschreckende Ausmaße an. Ich spürte immer mehr, dass mein Lebensalltag zum Überlebenskampf wurde. Denn noch war ich intensiv bemüht, meine beruflichen, häuslichen und familiären Pflichten so wie andere auch zu bewältigen. Und auch jetzt versuchte ich so gut es nur ging, meine körperlichen Schwächen zu verbergen. Aber weitere, bisher unbekannte Symptome machten mir angst. Nach jeder nächtlichen, migräneartigen Attacke, die mich nun während der folgenden Tage völlig lahm legte, ähnlich wie ich es ja schon jahrelang vom Morbus Menière kannte, stellte ich ständig zunehmende Veränderungen meiner bisher normal verlaufenden Körperreaktionen fest.

Mein Körper zeigte in Bezug Lärm, Gerüche, Licht und Temperaturschwankungen völlig andere Reaktionen als in früheren Jahren. So konnte es passieren, dass meine Familie leichtbekleidet da saß und ich mich in Decken und Pullover einwickelte, weil ich entsetzlich fror. Aber auch genau das Gegenteil konnte eintreten. Hitzewallungen überfielen mich (die Zeit des Klimakteriums lag schon längst hinter mir), so dass ich schließlich schwitzend und mit hochrotem Kopf dasaß und ein Kleidungsstück nach dem anderen ablegen musste, während meine Familie nur verwundert neben mir saß. Mitunter schossen mir Gerüche in die Nase, die kein anderer wahrnahm.

Ich litt immer mehr unter Hungergefühle, selbst wenn ich gerade erst gegessen hatte und mein Magen noch reichlich gefüllt war. Wenn ich in eine warme Wanne stieg, verzierte eine Gänsehaut meinen gesamten Körper. Dieses Kribbelgefühl, als wenn sich Gänsehaut bildete, überfiel auch ohne sichtbaren Grund Teile meines Körpers wie Kopf, Rumpf, Gliedmaßen. Kleine kreisrunde Stellen, die einer Gänsehaut ähnelten, waren dann sogar häufig an den betroffenen Stellen sichtbar. Während ich in früheren Jahren infolge des Morbus Menière und auch durch immer wiederkehrende Mittel-

ohrentzündungen und Tubenkatarre zeitweilig unter einem wellenartig rauschenden Tinnitus litt, wurde nun dieser Zustand chronisch. Und als wenn dies nicht genug Belastung wäre, kamen zwei weitere Tinnitusklänge hinzu. So musste ich ab dieser Zeit neben dem Rauschen auch noch ein hohes unerträglich schrilles Geräusch ertragen, welches den Klang eines kleinen, schnell laufenden Zahnarztbohrers imitierte. Und ab und an wurden diese beiden Geräuschkulissen noch durch ein lautes Tuten übertönt, bei welchem dann aber gottlob nach dem baldigen Wiederabklingen eine kurze absolute Ruhephase bzw. Taubheit folgte.
Alle diese Symptome waren eigenständig und durch nichts zu beeinflussen. Nun stellten sich auch alle übrigen, schon vor Jahren aufgetretenen Beschwerden wieder ein, so dass an meinem Körper eigentlich nichts mehr normal funktionierte. Wochenlange Herzschmerzen wechselten ab mit häufig auftretenden und beängstigenden Herzrhythmusstörungen.
Durchfall und Verstopfung kamen im ständigen Wechsel. Schmerzen in Bändern und Sehnen waren ununterbrochen vorhanden, auch wenn sich die betroffenen Stellen entsprechend der körperlichen Belastung häufig an unterschiedlichen Stellen verstärkt zeigten. Wenn ich jetzt auch nicht mehr unter brennenden Magenschleimhautentzündungen zu leiden hatte, so waren dennoch alle verdauenden Organe laufend am Rumoren und An- bzw. Abschwellen. Die Erfolge eines sechswöchentlichen Aufenthaltes in einer Rheaklinik waren kaum erwähnenswert. Diese ganzen Beschwerden schienen dann auch mein Immunsystem abermals extrem zu belasten. Die laufend benötigten Antibiotika infolge schwerwiegender Infekte, wie Nasennebenhöhlen - oder Harnblaseninfektionen gaben mir wohl dann den Rest. Die Besiedlung der Schleimhäute mit Pilzen im Mund, Darm, Anal- und Vaginalbereich machten mir das Leben zur Hölle. Diese neu entstandenen Schleimhautentzündungen widersetzten sich jeder schulmedizinischen als auch Alternativbehandlung. Hausarzt, Hautarzt, Gynäkologe, Internist

und Zahnarzt hatten alles Mögliche versucht. Doch durch allergische Reaktionen selbst bei milden Salben wurde jede Heilung infrage gestellt. Ein abermaliger Krankenhausaufenthalt kam für mich nach den letzten bitteren Erfahrungen eines achtwöchigen stationären Aufenthaltes in einer psychiatrischen Klinik vor einem Jahr nicht in Betracht. Zu diesem Zeitpunkt arbeitete ich im Altersteilzeitvertrag und vor mir standen noch ein Jahr und neun Monate Schuldienst. Da auch nach einem Jahr des Krankseins keine Gesundschreibung in Aussicht stand, wurde mir von meiner Krankenkasse nahe gelegt, in Altersrente mit finanziellen Abzügen zu gehen.

Da man mir ärztlicherseits nicht mehr helfen konnte, blieb mir nichts weiter übrig, als nach Hausmitteln zu suchen, die mir Linderung bringen konnten. Als erstes begann ich eine strenge Diät, um den Pilzbefall im Darmbereich zu reduzieren. Mein täglicher Trunk von zwei Litern bestand ab jetzt aus einer Mischung von selbstgepresstem Saft, Kanne Brottrunk und Wasser. Zusätzlich betupfte ich die entzündeten Hautstellen mit einer Blutwurztinktur, die ich mir nach einem Rezept selbst herstellte. Das Rezept dafür war mir in einer medizinischen Zeitschrift während der Wartezeit beim Hausarzt aufgefallen. Beginnende Infekte fing ich größtenteils mit den Hausmitteln Thymiantee und verdünnter Blutwurztinktur ab. Antibiotika kam für mich nicht mehr in Frage. Wenngleich der Heilungsprozess sehr langsam vonstatten ging, so heilten dennoch die akuten schlimmsten Entzündungen der Schleimhäute aus. Die chronischen Entzündungen waren nach einem Jahr schon etwas besser. Nach drei Jahren konnte ich endlich wieder normal auf einem Stuhl sitzen, brauchte meinen Sitzring also nicht mehr verwenden, um die ärgsten Schmerzen abzufangen. Doch bis es so weit war, musste ich lange Zeit den größten Teil des Tages im Bett verbringen. Die Gesamterschöpfung war einfach zu stark und mein Krankheitsgefühl sehr hoch. Außerdem beruhigten sich die unvorstellbaren Schmerzen, die ich nach jedem Toilettengang im Anal- und Genitalbereich zu ertragen hatte, am besten, wenn ich völlig still lag. Medikamente brachten dagegen keinerlei Linderung. Die schlimmen Entzündungen im Unterleib hatten zudem auch das Drüsengewebe in den Leisten äußerst schmerzlich anschwellen lassen. Jeder Versuch, nach und nach meiner häuslichen Arbeit wieder nachzugehen, scheiterten an den, meinen gesamten Unterleib ergreifenden Schmerzzuständen. So musste fast mein gesamter Haushalt von meinem Mann und Sohn übernommen werden. Die täglichen Versuche des Staubwischens endeten nach etwa 15 Minuten stets mit völliger Erschöpfung, Schweißausbrüchen und Schüttelfrost.

Meine Krankheit Fibromyalgie -

Abschließende Gedanken und Überlegungen

Ich hoffe sehr, dass dieser Text hier auch von den Medizinern gelesen wird, die die Meinung vertreten, dass sich der Schmerz bei Fibromyalgiepatienten verselbständigen würde und darin die Ursache dieser Krankheit begründen. Heutzutage ist endlich unter einigen Medizinern bekannt, dass auch meine geschilderten Beschwerden, den Unterleib betreffend zum Krankheitsbild der Fibromyalgie gehören. Vor drei Jahren, als bei mir nach jahrzehntelangen qualvollen Schmerzzuständen die Diagnose Fibromyalgie in einer rheumatologischen Abteilung unseres hiesigen Krankenhauses gestellt wurde, konnte der Chefarzt mit diesen geschilderten Beschwerden nichts anfangen. Wenige Wochen später las ich in einem Bericht im Internet, dass die Interstitielle Zystitis und die Vulvodynie ebenfalls als häufige Symptome innerhalb der Fibromyalgie auftreten können. Beim Schreiben dieses Textes komme ich nicht umhin, die anklagenden Worte zu äußern, weshalb man in anderen Ländern bereits zu diesem Zeitraum wusste und akzeptierte, dass auch diese Beschwerden häufig bei dem Fibromyalgie - Syndrom auftreten können. Eine weitere unverständliche Meinung einiger weniger Ärzte möchte ich hier aufzählen, die sich bemühen, ihre Fibromyalgiepatienten nach Typen zu unterscheiden. Wie anders kann ich sonst die gestellte Diagnose eines Facharztes für Fibromyalgie verstehen, der mich auf meinen Verdacht unter Fibromyalgie zu leiden, mit folgenden Worten abfertigte: „Ihre Tender points reagieren verstärkt!" Auch Ihre Anamnese passt zum Krankheitsbild. Doch Sie sind nicht der Typ dafür!" Wer aufmerksam den obigen Text gelesen hat, wird sich erinnern, dass es bei einem dargestellten Forumsdialog ebenfalls genau um diese Problematik ging. Jetzt wissen wir endlich auch, wie ein Typ - an Fibromyalgie erkrankt- zu sein hat: Weinerliche Persönlichkeit, deprimiert und negativ!! Natürlich war auch ich infolge der geschilderten Beschwerden depressiv. Aber ich war gleichzeitig auch äußerst optimistisch zum Facharzt für Fibromyalgie gefahren, weil ich hoffte, endlich einen Namen für meine vielen Beschwerden zu erhalten. Und genau aus diesem Grund quälte ich mich weitere zehn Jahre trotz meiner Vermutung unter Fibromyalgie zu leiden, mit den einzelnen Symptomen der Fibromyalgie ab, ohne dass eine ganzheitliche und effektive Therapieform ihren Einsatz fand. Obwohl man bei mir erst in einem Alter von 62 Jahren mein Krankheitsbild als Fibromyalgie diagnostizierte, also in jener Zeit, in welcher nach derzeitigen fachlichen Hinweisen diese Krankheit bereits wieder am Abklingen sei, habe ich auch all die ...zig Arztbesuche während des vermeintlichen Beginns der Erkrankung Fibromyalgie in dem Zeitraum zwischen 30 und 40 Jahren hinter mich bringen müssen. Ich hatte einfach das Pech, für die Krankheit Fibromyalgie in Deutschland zu früh geboren worden zu sein. Natürlich wurden auch bei mir die meisten der heute üblichen Labor - und bildgebenden Untersuchungen durchgeführt. Und auch bei mir waren die Befunde unauffällig. Tender point - Untersuchungen gab es zu dieser Zeit allerdings noch nicht. Alle Beschwerden, die ich zu jener Zeit beim Hausarzt, Internisten, HNO-Arzt, Rheumatologen, Orthopäden und selbst beim Gynäkologen untersuchen ließ, wurden auf die psychischen und körperlichen Auswirkungen meines Lehrerberufes geschoben. Auch mir war zu diesem Zeitpunkt noch nicht klar, dass alle die mich quälenden Symptome von einer einzigen Krankheit kamen. Sehr zu schaffen machten mir allerdings und sicher auch verständlicherweise, die ständigen Hinweise, dass mein Körper vollkommen gesund sei. Ich schämte mich für meine - wie es schien - von mir selbstgemachten Leiden. Ja, ich hasste und verachtete mich geradezu deshalb. Um kein „Weichei" zu sein, forderte ich von meinem erschöpften Körper das Letzte. Wie ich heute vermute, kam der endgültige Zusammenbruch meines Körpers nur deshalb erst

Jahrzehnte später, weil ich alles daran gesetzt hatte, mich mit natürlichen Mitteln selbst zu therapieren und ich es einfach nicht zulassen wollte, bereits in jungen Jahren ein völliges Wrack zu sein. Während die Behauptung von Fachleuten „Die Muskeln selber (wie z.B. Waden und Oberschenkel) reagieren kaum auf Druckschmerzen," bis etwa zu meinem 50. Lebensjahr zutraf, veränderte sich dieses Bild nach diesem Zeitraum ganz extrem. Sowohl an den Muskeln der Waden, aber besonders auch beim Muskelgewebe an der Innenseite der Oberschenkel kann man kleine knötchenförmige Verdickungen fühlen, die auf Druck äußerst schmerzhaft reagieren. Ähnliche knötchenförmige schmerzhafte Verdickungen kann ich an allen Extremitäten fühlen. Doch auch der Rumpf- und Bauchraum sind davon betroffen und schmerzen dadurch besonders bei bestimmten Haltungen und Lagen. Gürtel kann ich seit diesem Zeitraum nicht mehr tragen. Die Aussage, dass bei Fibromalgiepatienten „kleine Verdichtungen des Unterhautgewebes" als schmerzhafte Knötchen empfunden werden, muss ich innerhalb des Fibromyalgieverlaufs während dem Wechsel zwischen guten und schlechten Phasen verneinen. Aber seit ich nur noch schlechte Phasen erleben musste, spüre ich sowohl vermehrte, schmerzhafte Knötchenbildung und im besonderen Maße auch sehr schmerz-hafte und angeschwollene Leisten. Ähnliches kann ich auch zur Morgensteifigkeit sagen. Die Belastungen durch Morgensteifigkeit begannen, als meinem Körper die Fähigkeit sich des Nachts zu regenerieren verloren ging. Aber während zu Beginn dieser Schmerzen und auch im späteren Verlauf zunächst durch bildgebende Verfahren keine Auffälligkeiten vorhanden waren, leide ich jetzt entsprechender Röntgen-aufnahmen zufolge an Arthritis der kleinen Gelenke. Ich erinnere mich noch sehr gut an meine Verwunderung, als trotz erheblicher Schmerzen im Zeigefinger keinerlei Auffälligkeiten auf dem Röntgenbild sichtbar waren. Denn mein Hausarzt meinte schmunzelnd: „Ein typischer und sehr schöner Zeigefinger eines Lehrers." An meinen Hüftgelenken war jedoch bereits zu meinem 30. Lebensjahr deutlich Arthrose sichtbar. Dennoch ist bis heute keine OP notwendig, obwohl ich im 62. Lebensjahr kaum noch die Treppenstufen hoch und runter kam. An meinen Halswirbeln zeigten sich trotz sehr frühzeitiger, erheblicher Beschwerden (mit 19 Jahren) keine Auffälligkeiten. Wegen meines Morbus Menière wurde ich wegen Ausschluss von Veränderungen in diesem Bereich des öfteren in jüngeren und auch späteren Jahren geröntgt. Jetzt erst wurde an diesen Wirbeln anhand eines Röntgenbefundes Osteochondrose festgestellt. Auch an meinen Kniescheiben habe ich schon viele Jahre, nämlich bereits seit der Kindheit auffällige Symptome, die mich bis zum Rentenalter begleiteten. Außer Rötungen und Schwellungen machten mir jedoch die Knien nie Beschwerden. Jetzt verspüre ich deutlich, dass in den Schleimbeuteln verschiebbare Knubbel zu fühlen sind, die zeitweise ganz erheblich schmerzen. Während mir die Orthopädin daraufhin eine OP empfahl, riet mir ein mich zu dieser Zeit behandelnder Chirurg (wegen eines schnellenden Fingers) dringend ab, wegen dieser Symptome eine OP machen zu lassen. Denn das sei eine sehr aufwendige OP mit extrem lange benötigter Schonung des Knies. Wenn ich in jüngeren Jahren die Ärzte auf meine häufig angeschwollenen, roten Knien ansprach, winkten sie stets ab und stellten dies als Bagatelle ohne Bedeutung hin. Viele meiner Sehnen bereiteten mir im Laufe meines Lebens ständig wiederkehrende Beschwerden. Aber während die Symptome von Zerrungen und Überlastungen in jüngeren Jahren nach einer Weile wieder abklangen, machen jetzt besonders in Fuß- und Handgelenken Sehnenscheidenentzündungen schon bei leichten Betätigungen unangenehm auf sich aufmerksam. Ähnliche Probleme habe ich durch Blockierungen insbesondere im Wirbelsäulenbereich, aber auch in Händen und Füßen. Chiropraktische Spezialgriffe bringen mir nur kurzfristig Linderung. Der alte Zustand stellt sich häufig bereits nach wenigen Stunden wieder ein. Mir scheinen diese gesamten Veränderungen auf eine generelle Schwächung der Bänder, Sehnen, Gelenke, sowie aller Gewebeschichten infolge von Mangeldurchblutungen, bzw. Stoffwechselstörungen zurückzuführen sein. Möglicherweise haben die bei Fibromyalgiekranken häufig auftretenden Restless legs die gleichen Ursachen. Denn eigentlich befanden sich bei mir über Jahre hinweg nicht nur die Beine in Unruhe. Mir war vielmehr, als sei der gesamte Körper, jede Zelle ununterbrochen in einem Alarmzustand. Dies könnte möglicherweise auf ein aus den Fugen geratenes Gleichgewicht des Stoffwechsels hinweisen, bzw. wie es Dr. Amand vermutet, von einer Zellfunktionsstörung zwischen Phosphat und Kalzium herrühren. Dadurch komme es nach Dr. Amand zu unkontrollierten Kalziumsignalen. Das Kalzium befindet sich normalerweise im Ruhezustand in dem Endoplasmatischen Retikulum (Vorratsraum der Zelle) und wird nur bei Bedarf abgerufen, um Energie zu erzeugen. Da jedoch nach Dr. Amand das Phosphat infolge eines Gendefekts nicht über die Nieren ausgeschieden werden kann, befindet es sich ständig in der Zelle und motiviert das Kalzium, dass es das Gleichgewicht in dieser wieder herstelle. Dies führt zu ununterbrochener Aktivität, zur Überarbeitung und schließlich zur völligen Erschöpfung des Stoffwechselsystems. Eins der Hauptsymptome von Fibromyalgikern, die schwere, chronische Erschöpfung ließe sich auch auf diese Weise erklären. Auch die über langem Zeitraum unveränderten Laborwerte werden bei der Betrachtungsweise erklärbar. Sicher liegt es aber nicht daran, dass keine Veränderungen vorhanden sind, sondern daran, dass die vielfältigen und allmählichen Veränderungen mit den derzeitigen Labortests nicht deutlich zutage treten. Infolge der Mangelversorgung können auch Schlackestoffe bzw. Toxine nicht im nötigen Maße ausgeschieden werden. So kommt es hierdurch sicher zu einer ständigen negativen Wechselwirkung und der Körper wird zusätzlich extrem belastet. Besonders innerhalb der ganzheitlichen Medizin, aber auch bei speziellen Therapieformen der Schulmedizin wird auf die Notwendigkeit der Entfernung von Schlacke- und Giftstoffen hingewiesen. Dazu macht es sich erforderlich, entsprechende Therapieformen in Anspruch zu nehmen. Hinweisen möchte ich besonders auf Behandlungsstrategien, wie sie:

- Dr. med. Karl Braun-von Gladiß (Ganzheitliche Medizin);
- Dr. med. R. Paul St. Amand (Guaifenesintherapie);
- Prof. Dr. Dr. Bauer (Innovative chirurgische Behandlungsmethode)
- und Dr. Christian Schmincke (Fibromyalgie chinesisch behandeln)

schon längere Zeit erfolgreich anwenden. Doch ich bin mir sicher, dass es auch bei diesen angeführten Therapiemaßnahmen ganz erhebliche Reserven zu erforschen gibt, die das Leben der Betroffenen noch lebenswerter machen können. Denn heilbar ist ja nach dem jetzigem Stand das Fibromyalgie-Syndrom nicht. Darin sind sich behandelnde Ärzte und Forscher einig. Da bei den meisten schulmedizinischen Behandlungsformen zur Zeit die Linderung der Schmerzen an erster Stelle steht, wird meines Erachten hierbei versäumt, den Spätfolgen entgegen zu wirken. Allerdings soll es ja diese, nach derzeitigen Aussagen einiger Experten, angeblich auch nicht geben.

Weitere stark belastende Beschwerden: Fibronebel; Schlafstörungen; Verschlechterung der Sehleistung

Selbst wer von Fibromyalgiepatienten dieses Wort Fibronebel noch nie gehört hat, wird sofort wissen, um welche Art von Beschwerden es sich bei diesem so genannten „Fibronebel" handelt. Neben den Schmerzen und der totalen Erschöpfung bereitet das Symptom den meisten Betroffenen die größten Unannehmlichkeiten und Ängste. Eigentlich ist dies auch kein Wunder, werden doch zu Beginn der Krankheit viele Patienten zunächst in die Psychokiste geschoben. Die Bewusstseinsänderungen, die jeder an sich selbst und häufig mit großer Sorge feststellt, werden ständig mehr, sind unerklärlich. Besonders belastend und schwer zu überwinden ist meines Erachtens das teilweise oder ständige *Neben-sich-Stehen*. Es ist eine Benommenheit, die dem Betroffenen das Gefühl vermittelt, nicht mehr real am Leben teilzunehmen. Wir kennen auch den Begriff „eine Mattscheibe haben". Dieses Gefühl hat wohl jeder an sich schon einmal verspürt, doch nie so intensiv, wie Fibromyalgiekranke darunter zu leiden haben. Das Leben scheint plötzlich nicht mehr real, wie im Traum abzulaufen. Man steht neben sich und beobachtet sein Handeln, ohne gedanklich und gefühlsmäßig richtig dabei zu sein. Man scheint ein anderer zu sein, der aber eigenartigerweise sich selbst beobachtet. Ich habe diese Situation auch folgendermaßen versucht zu erklären: Man schaut durch eine total verdreckte Glasscheibe. Da die Sicht sehr schlecht ist, gelingt es einem nicht, entsprechend der Situation schnell, zielsicher und korrekt zu reagieren. Zu diesen unangenehmen Empfindungen kommen noch solche wie verschwommenes Sehen, Wortfindungs- und Aussprachestörungen hinzu. Selbst das Gehör bereitet Schwierigkeiten. Nicht wenige Betroffene, mit denen ich darüber sprach, hegten die Sorge allmählich „verrückt" zu werden. Nicht immer fällt der Fibronebel so drastisch aus. Aber auch folgende Beschwerden können einen Betroffenen ganz schön runter ziehen: Extreme Konzentrationsstörungen, bei vorher guter Konzentration; sich nichts mehr einprägen zu können - ich war beispielsweise während der letzten Jahre meiner Schulzeit nicht mehr fähig, die Namen meiner Schüler zu behalten, obwohl ich in früheren Jahren von mehr als vier Klassenstufen die Namen der Schüler aus dem Gedächtnis sagen konnte; auffallende Vergesslichkeit; Wortfindungsprobleme - auch darunter litt ich sehr stark, so kam ich immer häufiger in die Situation, dass ich bei Gesprächen die Wörter zwar im Kopf hatte, sie aber einfach nicht „ausspucken" konnte. Entweder musste ich mir helfen lassen oder ich gab - mir äußerst peinliche – Umschreibungen des jeweiligen Begriffes ab. Innerhalb der Familie mag ja dieser Zustand noch erträglich sein. Doch wenn man unter Bekannten oder sogar bei öffentlichen Diskussionen derart ins Stocken kommt, so ist dies mehr als peinlich. Und die Angst davor, dass es beim nächsten Mal wieder passieren könnte, lässt einen schließlich zum „ Schweiger" werden. Viele Betroffene leiden auch unter der Befürchtung sich am Anfang der Alzheimer Krankheit zu befinden. Die allgemeine Meinung der Mediziner in Deutschland geht davon aus, dass dies nicht der Fall ist. So schlimm und vielseitig die Gedächtnisveränderungen auch vom Patienten und dessen Umfeld wahrgenommen werden, all die genannten Symptome gingen nur mit einer Veränderung der geistigen Leistungsfähigkeit einher. Die Intelligenz des Patienten bleibe völlig erhalten. Wenn ich bei dieser Thematik allerdings die gegenwärtigen Forschungsergebnisse zur Krankheit Alzheimer betrachte, dann kann ich mich eines sehr unguten Gefühls nicht entziehen. Innerhalb von Forschungsarbeiten gelang es bei Mäusen, mit Hilfe bestimmter

Verfahren die im Gehirn entstandenen Plaques aufzulösen und auszuschwemmen.
(http://www2.netdoktor.de/nachrichten/index.asp?y=2007&m=8&d)

Vergleichbares geschieht auch bei der von Prof. Dr. Amand entwickelten Guaifenesintherapie.
Viele Betroffene beklagen ihre auffällig schnell schlechter werdende Sehleistung. Das verschwommene Sehen tritt zunächst nur beim „Neben - sich - Stehen auf. Doch diese Sehstörung erscheint immer öfter und kann sogar tagelang bestehen bleiben. Als ich einmal beim Fernsehen die Brille abnahm, stellte ich fest, dass ich Teile des Fernsehbildes wie z. B. Gesichter oder Personen doppelt sah. Auch das Doppeltsehen schwankte zwischen den einzelnen Tagen in seiner Stärke. Häufiges Brennen und Jucken der Augen sind ebenfalls häufig auftretende und belastende Symptome. Die meisten der Fibromyalgiker leiden unter Schlafstörungen, viele Betroffene sogar ganz erheblich. Da der Schlaf durch eine Reihe von Störungen beeinträchtigt wird, findet natürlich auch nur eine sehr geringe Regenerierung des erschöpften Körpers statt. Besonders beeinträchtigt wird die Tiefschlafphase, der REM-Schlaf. Es ist daher auch nicht verwunderlich, dass sich morgens eine völlige Zerschlagenheit einstellt. Ich erklärte meinen Zustand jahrelang mit folgenden Worten: *„Ich fühle mich, als wäre ich durch eine Hammermühle gedreht worden".*
Während meiner schlimmsten Belastungszeit schmerzte mir alles derart, als hätte mich eine „Dampfwalze" überfahren. Bereits nach dem Frühstücken war ich jahrelang so erschöpft, dass ich abermals das Bett aufsuchen musste. Denn die Schlafstörungen entwickeln sich häufig zur Hypersomnie, also zum abnormen Schlafbedürfnis. Während der ersten und zweiten Phase der Fibromyalgie ließen mich ganz sicher neben der inneren Unruhe auch die ständigen Grübeleien um all die auftretenden Beschwerden und die Angst vor dem Arbeitspensum des folgenden Tages nur schwer in

den Schlaf kommen. Doch in den späteren Jahrzehnten war ich viel zu erschöpft zum Grübeln. Je länger ich jedoch schlaflos im Bett lag (und auch noch liegen muss), um so mehr innere Unruhe verspürte ich. Das stetig stärker werdende Klopfen meines Herzens trieb mich schließlich wieder aus dem Bett. Mittlerweile kannte ich schon viele Trix , um meinen Körper zum Einschlafen zu überlisten. Dennoch passierte es oft genug, dass ich erst in den frühen Morgenstunden völlig erschöpft in einen kurzen, unruhigen Schlaf fiel. Die wenigen noch zur Verfügung stehenden Stunden zur Regenerierung meines Körpers reichten natürlich nicht aus, um meinen Arbeitstag gelassen und schwungvoll zu bewältigen. Neben den starken Schmerzen, die mich des Nachts, wenn ich endlich eingeschlafen war, wieder aus dem Schlaf rissen, waren es besonders die nächtlichen Schleimbildungen im Nasen - Rachenraum und den Bronchien, die meinen Schlaf viel zu oft behinderten. Eine verstopfte Nase ist bei Fibromyalgiepatienten ein häufig auftretendes Symptom und besonders des Nachts ist dies nicht nur lästig, sondern auch schlafstörend. Doch einen urplötzlich auftretenden, Keuchhusten ähnlichen Hustenreiz, der mich auch aus der tiefsten Schlafphase riss, fürchtete ich ganz besonders. Ich musste dann förmlich um jeden Atemzug kämpfen. Wasser, beruhigende Lutschtabletten und das Atmen am offenen Fenster verringerten meine dabei auftretenden Ängste und ließen den Anfall allmählich wieder abklingen. Ein HNO-Arzt, welchem ich diese Symptome schilderte, schüttelte nur leicht den Kopf und empfahl mir: „Einfach ignorieren!" Vermutlich haben sich meine extremen Einschlafstörungen, die mich nun schon seit Jahren zwingen, zu ärztlich verschriebenen Schlaftabletten zu greifen, ganz allmählich aus der im Unterbewusstsein vorhandenen Angst vor dieser Atemnot, den überstarken, nächtlich beginnenden Kopfschmerzen und Schmerzen am übrigen Körper derart manifestiert, dass eine unbewusste Angst vor all den nächtlichen Beschwerden das Einschlafen verhindert. Einige Charaktereigenschaften, die wir Fibromyalgiepatienten nach fachmedizinischen Aussagen haben sollen, sind Reizbarkeit, übersensibles Reagieren und Stimmungsschwankungen in vielen Situationen. Doch ich frage mich, wer wäre bei derart verhindertem Schlaf und ständig vorhandener Schmerzen nicht empfindsamer? Ich weiß, dass viele Patienten neben ihren oben genannten Beschwerden auch infolge solcher Situationen psychisch belastet sind und sich mit Schuldgefühlen wegen der Auswirkungen ihrer Krankheit herumquälen. Sie fühlen sich verantwortlich für die Miseren, die im familiären Bereich entstehen. Zwischenmenschliche und finanzielle Probleme sind in betroffenen Familien fast immer vorhanden. Es ist auffallend, wie viele der weiblichen an Fibromyalgie Erkrankten unter Ehekonflikten leiden oder sogar getrennt leben. Natürlich ist auch dadurch ein sozialer Abstieg häufig vorprogrammiert. Die derzeitige Sozialpolitik leistet dazu zusätzlich ein Übriges.

Therapien und Wirkungsweisen

Übliche Therapieformen in Deutschland und persönliche Hinweise dazu

Jeder Patient, der unter Fibromyalgie leidet, egal ob bei ihm diese Krankheit bereits diagnostiziert wurde oder nicht, war infolge seiner vielseitigen Beschwerden schon bei einer Reihe von Fachärzten. Stets wurden die Symptome nur kurzfristig gelindert. So werden mit oder ohne Erfolg, aber mit hohen finanziellen Belastungen wieder und wieder neue, andere Therapiemöglichkeiten versucht. Was dem einen Patienten gut tat, braucht bei dem nächsten gar nicht anzuschlagen. Ich reagierte auf die meisten Therapiemaßnahmen mit verstärkten Schmerzen. Doch leider folgten darauf nicht die eigentlich zu erwartenden Verbesserungen der Beschwerden. Im Endeffekt brachten mir also viele Therapiemaßnahmen außer verstärkten Schmerzen, erheblichem finanziellen und zeitlichen Aufwand keinerlei Nutzen. Aus zahlreichen Gesprächen mit anderen Betroffenen weiß ich, dass es ihnen ganz ähnlich erging.

Gut vertragen werden jedoch im Allgemeinen Wasseranwendungen. Dazu zählen insbesondere Wannenbäder wie Molke-, Melissen-, Öl- und auch Kohlendioxydbäder. Unterwasseranwendungen sind nach meinen persönlichen Erfahrungen mit Vorsicht zu genießen. Erfolge brachten sie mir bei extrem starken und immer wiederkehrenden Schmerzen im Becken- und Lendenwirbelbereich. Wurden diese Massagen jedoch auf Schultergürtelbereich und Extremitäten erweitert, stellten sich dort starke Schmerzen ein, die letztendlich den Gesamterfolg in Frage stellten.
Elektrotherapien halfen mir bei Mittelfußblockierungen nach längerer Anwendungszeit recht gut. Leider blieb dieser Erfolg bei Schulterschmerzen völlig aus. Ich war sogar gezwungen, die Therapie abzubrechen, weil sich eine recht

unangenehme Nervenentzüngung über den gesamten Armbereich einstellte.
Auch Moorpackungen brachten stets nur sehr zögerliche Linderungen des Schmerzzustandes in Gange. Kälte tut mir persönlich dagegen in jeder Form sehr gut. Selbst die morgendlichen Schmerzen und Versteifungen sind nach intensivem kalten Duschen wesentlich besser zu ertragen. Ich weiß aber von vielen Patienten, dass sie Kälteanwendungen schlecht, dagegen jede Art der Wärmebehandlung sehr gut vertragen.

Ähnliches kann ich auch von den Fußreflexzonenmassagen, Lymphdrainagen und Akupunkturanwendungen sagen.
Grundsätzlich ist es nach meiner Erfahrung empfehlenswert, den Therapeuten darauf aufmerksam zu machen, dass eine sanfte Massage bei unserer Erkrankung wesentlich eher Erfolge verspricht. Gerade bei manuellen Schmerztherapien habe ich dies häufig erleben können.

Tägliche persönlich durchgeführte Krankengymnastik sehe ich als die notwendigste Form zur kurz- und langfristigen Linderung sowie zur Verzögerung des Krankheitsverlaufs insgesamt an. Während ich Ausdauer- und Muskeln aufbauende Sportarten in der ersten und zweiten Phase meiner Erkrankung noch relativ gut durchzuführen imstande war, ging während meiner schlechtesten Zeit diesbezüglich gar nichts mehr. Doch die tägliche Krankengymnastik im Sinne von Rückenschule und Beckenbodentraining führte ich selbst noch zu dem Zeitpunkt durch, als ich den Tag fast nur noch liegend zubrachte.
Ließ ich auch diese Übungen weg, verschlechterte sich mein Zustand extrem, die letzten Kräfte verschwanden zusehends.
Zusammenfassend möchte ich sagen, krankengymnastische Übungen sollten niemals ganz weggelassen werden! Doch als genau so wichtig sehe ich das ständige Anpassen der Übungen an den jeweiligen Schmerzpegel an!

Jedes sich zu „etwas MEHR zwingen wollen" erlebte ich als langfristige Verschlimmerung meiner Gesamtbeschwerden. Und noch einen kleinen Tipp möchte ich besonders den Frauen unter uns Betroffenen geben: Da wohl fast jede Frau gerne das Tanzbein schwingt, bzw. sich gerne rhythmisch bewegt, sollte auch diese Form der Bewegung genutzt werden. Tanzen Sie also so oft wie nur möglich während Ihrer häuslichen Arbeit. Wir stärken damit unseren Kreislauf, den gesamten Bewegungsapparat, das Immunsystem und haben damit auch ein wirkungsvolles Mittel gegen depressive Verstimmungen in der Hand. Selbst unser Geldbeutel profitiert von dieser Therapieform. Bei einer Gruppengymnastik sollte man eine Anleitung durch eine geschulte Physiotherapeutin bevorzugen. Aerobische Übungen machen zwar viel Spaß, aber auch hier ist letztendlich ein Anpassen an den persönlichen Schmerzpegel der Schlüssel zum Erfolg. Ebenfalls sehr empfehlenswert sind Wassergymnastik und Bewegungen im Wasser überhaupt. Doch hier weiß ich aus eigener bitterer Erfahrung, dass ein nicht Beachten des eigenen Schmerzpegels sowie des schnelleren Reagierens auf Temperaturunterschiede uns Fibromyalgikern sehr schnell zum Verhängnis werden kann.

Da sich unser Körper durch die häufigen Schmerzen immer wieder verkrampft, sollte sich jeder Fibromyalgiepatient in mehreren Entspannungsübungen trainieren. Folgende psychische Erfolge können neben der Entspannung der verkrampften Muskeln erzielt werden:

- Eine zunehmende Ruhe und Gelassenheit
- Erfahrungen zur kontrollierten Beeinflussung der eigenen Körperreaktionen
- Erkenntnisse und Erfahrungen darüber, in welchen Situationen sich der Körper
- verkrampft und wo die Verkrampfung stattfindet.

Einfache Entspannungsmöglichkeiten sind das Anhören von Musik und die Maltherapie. Ich habe beides in extrem schwierigen Phasen, wenn es mir also auch psychisch nicht so gut ging, gerne kombiniert und damit beste Erfahrungen gemacht. Bei der Maltherapie kommt es nicht darauf an, schöne Bilder zu produzieren. Lassen Sie sich doch einfach überraschen und experimentieren Sie mit Farben und Formen. Versuchen Sie, auf diese Art Ihre momentane Stimmung auf das Papier zu bringen. Beruhigende Musik aus dem klassischen Bereich oder einfach Ihre Lieblingsmusik kann Sie dabei zusätzlich inspirieren. Doch auch hierbei gilt: Nichts erzwingen wollen! Denn nur dann kann sich die Entspannung wirklich einstellen. Eine weitere recht leicht zu erlernende und sehr wirkungsvolle Entspannungstherapie ist die „Progressive Muskelentspannung nach Jakobsen." Neben der Beruhigung, die Sie damit erzielen können, lernen Sie außerdem auf einfache Weise die verschiedenen Bereiche Ihres Körpers zu beobachten und ganz gezielt zu entspannen.

Innerhalb des Autogenen Trainings wird unsere Wahrnehmung ebenfalls auf spezielle Körperregionen gelenkt. Und in einfacher Weise können wir dabei sogar erlernen, Einfluss auf unser Temperaturempfinden, dem Herzschlag und dem Blutdruck auszuüben. Ich persönlich habe bei gelegentlich auftretenden brennenden Magenschmerzen durch intensives Lockern der Bauchmuskulatur, also einem völligen Entspannen des Bauchbereiches erreicht, dass sich diese Schmerzen völlig auflösten. Leider funktioniert dies nicht bei typischen Fibromyalgieschmerzen. Vermutlich sind die Ursachen solcher Schmerzen eben nicht nur auf Verspannungen zurückzuführen. Als eine besondere Art der Entspannung, die allerdings etwas mehr Training voraussetzt, möchte ich das Meditieren nennen. Es eignet sich hervorragend zur Beseitigung innerer Unruhe und Verspannungen. Aber ich nutze es vor Allem, um meinem Unterbewusstsein eine positive Denkweise anzutrainieren.

Beliebige, für mich ganz persönlich zugeschnittene Verse spreche ich halblaut wieder und wieder vor mich hin. Dies soll nach Möglichkeit völlig automatisch, also ganz nebenbei passieren, während ich mich eigentlich mit anderen Sachen beschäftige.
Der französische Apotheker aus dem 19. Jahrhundert Emile Coue' gibt in seinem Buch „Autosuggestion" sehr gute Erläuterungen und Anleitungen speziell für die Kraft der Selbstbeeinflussung durch positives Denken.

Abschließend möchte ich noch einige persönliche Erfahrungen als Fibromyalgiker zum Einsatz von Medikamenten darlegen. So weit ich mich innerhalb meiner Kindheit zurück erinnern kann, zeigten sich beim Medikamenteneinsatz sehr häufige allergische Reaktionen. Auch im Erwachsenenalter änderte sich dies nicht. Sehr oft mussten ärztlicherseits Gegenmaßnahmen ergriffen werden. Besonders deprimierend waren für den behandelnden Arzt und mich Situationen, wenn ein wirkungsvolles Medikament abgesetzt werden musste, weil verstärkt Nebenwirkungen auftraten. Nicht selten wurde ich dann mit einem Schulterzucken verabschiedet. So gewöhnte ich mich gezwungener Maßen allmählich daran, intensiv nach Alternativen innerhalb altbekannter Hausmittel zu suchen. Diese vertrug ich meistens wesentlich besser, wenngleich deren Wirkungsweisen leider häufig viel langsamer einsetzten. Vier dieser Hausmittel, die mir besonders während der Beschwerden innerhalb des Fibromyalgie-Syndroms hilfreich waren, möchte ich hier erwähnen:

- Thymiantee,
- Kanne Brottrunk,
- Leinsamen,
- Blutwurztinktur.

Thymiantee verwendete ich statt Antibiotika, die Wirkungsweise des Tees war ähnlich wie diese. Beginnende Infekte, besonders die der Harnwege konnte ich meistens damit abfangen. Dazu ließ ich 25 gr. getrocknete Tymianblätter (auch Gewürzpackung) in einem Liter Wasser kurz aufkochen, weitere zehn Minuten leicht köcheln und dann zehn Minuten ziehen. Nach dem Abkühlen abgießen und mit Bienenhonig gesüßt schluckweise über den Tag verteilt trinken.

Den Brottrunk setzte ich bei einer sehr schmerzhaften chronischen Enddarmentzündung ein. Zusätzlich litt ich während dieser Zeit unter vermehrtem Pilzbefall im Darm. Ich habe mir angewöhnt, den Kanne Brottrunk mit je einem Teil Wasser, selbstgepressten Obstsaft sowie einem Glas Brottrunk vermischt täglich zu trinken. Seit dieser Zeit hat sich mein Stuhlgang normalisiert, die Enddarmentzündung ist abgeklungen und unter schmerzhaften Hämorriden leide ich wesentlich seltener.

Leinsamen wird häufig auch bei Kuren und Rehakliniken zum Frühstück angeboten. Doch ich verwendete diesen Samen nicht roh, sondern kochte einen Sud aus 300 ml Wasser und zwei Esslöffeln Leinsamen solange, bis eine dickschleimige Masse entstand. Diese trank ich etwa drei Jahre lang täglich. Mir gelang es auf diese Weise, eine chronische Magenschleimhautentzündung, die sich jeder ärztlichen Behandlung widersetzte, endlich in den Griff zu bekommen.

Blutwurztinktur half mir besonders gut bei chronischen Entzündungen des Zahnfleisches bzw. im Mundraum und bei beginnenden Infekten der Harnwege sowie bei chronischen, sehr schmerzhaften Entzündungen im Anal- und Vaginalbereich. Um die Blutwurztinktur herstellen zu können, benötige ich 20 gr. getrocknete Wurzeln vom Blutwurz

(Potentilla) - in Apotheken oder Kräuterfachgeschäften erhältlich - und 100 ml 70% en Alkohol. Beides ließ ich in einem dunklen Glas 10 Tage lang ziehen. Danach wird die Tinktur abgeseiht und in eine dunkle Tröpfchenflasche gefüllt. Die Tinktur kann bei Entzündungen der Schleimhäute unverdünnt aufgetragen werden. Für innere Anwendungen und zum Spülen sollte mit Wasser verdünnt werden.

Einige spezielle Theorien und entsprechende Therapieformen

An dieser Stelle möchte ich auf einige spezielle Entstehungsmöglichkeiten der Fibromyalgie und entsprechende Therapiemöglichkeiten eingehen. Meines Erachtens sind bei diesen Darstellungen die möglichen Theorien zur Entstehung der Fibromyalgie und die darauf bezogenen Therapieansätze logisch und nachvollziehbar. Auch bei den genannten Therapien dürfte die Wirkungsweise nicht nur der Schmerzlinderung dienen. Sie könnten meiner Meinung nach zur Verzögerung des letzten Stadiums, bei welchem einige Krankheitssymptome nicht mehr umkehrbar sind, beitragen.

Ganzheitliche Medizin angewandt beim Fibromyalgie - Syndrom / nach Dr. med. Karl Braun-von Gladiß

Dr. Braun-von Gladiß bezieht sich bei seiner Erläuterung zur Entstehung der Fibromyalgie auf Beobachtungen, die auch von der Schulmedizin angeführt werden. Diese besagen *(Dr. Braun-von Gladiß, Buch: „Ganzheitliche Medizin in der ärztlichen Praxis“)* dass es zu schmerzhaften Schwellungszuständen und zu Ausfällungen (Ablagerungen) von kristallin gewordenen Stoffwechselprodukten an den Verbindungsstellen zwischen Muskelhäuten und Muskeln, aber auch an anderen Stellen (siehe dort) komme. Im Spätstadium ließen sich diese kristallinen Ausfällungen auch durch bildgebende Untersuchungsverfahren nachweisen sowie operativ beseitigen. Bis hier hin sind sich die Schulmedizin und die ganzheitliche Medizin einig. Doch auf Unverständnis stößt das ablehnende Verhalten der Schulmedizin, sich in diesem Fall gegen die Begriffe Schlacken und das Wort Toxine zu wehren. Die ganzheitliche Medizin geht hierbei von Entgiftungskrankheiten aus, da der Stoffwechsel hier ganz offensichtlich bei der Ausleitung von Substanzen versagt. Die kristallin gewordenen Stoffwechselprodukte werden an den oben erwähnten Stellen dann schließlich sekundär deponiert. Das Operationsgut der innerhalb der Schulmedizin operativ entfernten Ablagerungen wird bislang jedoch noch nicht mittels einer chemischtoxikologischen Analyse auf einen Gehalt an Schwermetallen und anderen Toxinen untersucht. Die Ganzheitsmedizin kann und will sich nicht der Meinung der Schulmedizin anschließen, die behaupte, die röntgenololisch sichtbaren Ablagerungen seien irreversibel. Für die Schulmedizin ist die Ursache der Fibromyalgie noch unklar. Dem gegenüber geht die ganzheitliche Medizin davon aus, dass die Ursache auf eine Summe von chemischer Überfrachtung durch Umweltgifte, falsch aufgeschlossener Nahrung infolge Darmkeimstörungen sowie nicht über-wundener Virusbelastungen, aber auch durch Arzneimittelmaßnahmen entstandene Funktionsblockaden zurückzuführen sei. Weiterhin führt Dr. Braun-von Gladiß Störungen durch elektromagnetische und evtl. geopathische Belastungen und auch Störungen der inneren sowie äußeren soziokulturellen Haltung und deren dahinter liegenden geistigen Haltung an. Eine erfolgreiche Therapie umfasst innerhalb der ganzheitlichen Medizin zu Behandlungsbeginn eine Veränderung der Ernährungsbedingungen. Dr. Braun-von Gladiß führt dazu weiter aus: (Zitat - Auszug aus dem Buch „Ganzheitliche Medizin in der ärztlichen Praxis" von Dr. Braun -v. Gladiß)

„Dann findet eine konsequente Entgiftungstherapie auf den Wegen der Humoraltherapie und der biophysikalischen Medizin statt; die Behandlungspalette ähnelt sehr dem in der biologischen Onkologie beschriebenen Muster ."

L-Carnitin als Hilfe zur Regenerierung des geschwächten Energiestoffwechsels?

Dr.rer.nat.Michael Rössig von der sigma-tau Arzneimittel GmbH, Düsseldorf erläutert den Einsatz von L- arnitin

Zu den schwerwiegendsten Symptomen des Krankheitsbildes Fibromyalgie werden von Betroffenen fast immer die extreme Erschöpfung gezählt. Anhand wissenschaftlicher Studien ließ sich beweisen, dass die muskuläre Kraft und die körperliche Leistungsfähigkeit bei Betroffenen in wesentlich geringerem Maße vorhanden ist, als bei gesunden Personen. Zudem benötigen Fibromyalgiepatienten einen viel längeren Zeitraum zur Regenerierung. Häufig bleiben die Muskeln trotz erfolgter Ruhepause verspannt. Dr. Rössig geht davon aus, dass angespannte Muskelabschnitte dem Blutstrom einen größeren Widerstand entgegensetzen. Dadurch kann es zu einer Störung der Mikrozirkulation kommen und demzufolge wird die Versorgung der Muskelfasern mit Sauerstoff und Nährstoffen beeinträchtigt. Er weist darauf hin, dass durch die Minderbelastung infolge der schmerzenden Muskelpartien eine Rückbildung der strukturellen und physiologischen Funktion in diesen Bereichen eintritt. So kann eine verringerte Kapillarisierung, also eine schlechtere Versorgung der feinen Blutgefäße beobachtet werden. Wie wiederholt festgestellt wurde, sind gerade die Bereiche der Tender points kühler als übrige Hautstellen. Dr. Rössig sagt diesbezüglich, dass im Bereich der Tender points ein geringerer Sauerstoffdruck zu herrschen scheint und demzufolge der oxidative Stoffwechsel gestört sein könnte. Offenbar scheint die Unterversorgung mit Sauerstoff mit einer verminderten Energetisierung der schmerzhaften Muskelpartien einherzugehen. Der verringerte Gehalt so genannter energiereicher Phosphate weist darauf hin, dass die für die Muskelkontraktion benötigten „Betriebsstoffe" mög-

licherweise nicht ausreichend genug vorhanden sind. Das Problem für Fibromyalgiepatienten liegt nach Dr. Rössig in der Entstehung vermehrt toxischer Stoffwechselprodukte - eine Folge der verminderten Versorgung mit Sauerstoff. Da sich diese folglich in den betroffenen Muskelpartien ansammeln, kommt es zu einer abermaligen Verstärkung des Schmerzes - ein Teufelskreis entsteht.
Ärzte und Therapeuten fordern deshalb ein dosiertes Ausdauer- und Muskelaufbautraining. So könne der Kreis durchbrochen werden. Und genau hierbei könne das L-Carnitin nach Meinung Dr. Rössig von Bedeutung sein.

L-Carnitin ist als körpereigene Substanz hauptsächlich in der Muskulatur gespeichert. Seine Hauptfunktion, so erläutert Dr. Rössig, sei die Einschleusung von energiereichen Fettsäuren in die Brennkammern (Mitochondrien) der Zellen. Eine weitere wichtige Aufgabe ist die regulierende Wirkung auf den „Brennvorgang" in den Mitochondrien. Dadurch können Fettsäuren und Kohlenhydrate in „optimaler Mischung" verbrannt werden. Dies ist besonders in Belastungssituationen des Körpers von Bedeutung.
Da L-Carnitin in diesen Situationen zugleich vermehrt anfallende Stoffwechselschlacken bindet und sie aus dem Körper entfernt, kann es langfristig bei extremen Belastungssituationen zu L-Carnitin Mangel in den betroffenen Muskeln kommen. Des Weiteren besteht bei Fibromyalgie-Patienten auf Grund der Überbelastung bzw. Rückbildung von Muskelabschnitten zusätzlicher Bedarf an L-Carnitin. Deshalb sei eine zusätzliche Gabe von L-Carnitin sinnvoll. Zahlreicher Studien zufolge übt L-Carnitin eine günstige Wirkung auf Herz und Skelettmuskulatur aus. So wird neben der gesteigerten körperlichen Leistungs- und Ausdauerfähigkeit von geringeren Schmerzen und Muskelschäden nach intensiver körperlicher Anstrengung berichtet. Zusätzlich vermehren sich nach Dr. Rössigs Aussagen solche Meinungen, die aussagen, dass L-Carnitin eine entspannende

und erweiternde Wirkung auf die Kapillaren ausübt. Dadurch würde eine bessere Durchblutung und somit bessere Versorgung der Muskelfasern mit Sauerstoff und Nährstoffen bei Fibromyalgie-Patienten stattfinden können. Hierbei sollte besonders der Aspekt der Atrophie und der unzureichenden Kapillarisierung der Muskeln von Fibromyalgie-Patienten von Bedeutung sein.

Hinweise zum besseren Verständnis der Fibromyalgie von Dr. med. Anna-Dorothea Hoeck, Ärztin für Innere Medizin und Psychotherapie, Köln

Aus ihrem Fachtext „Zum besseren Verständnis der Fibromyalgie / Häufige Fehlannahmen im derzeitigen Verständnis der Fibromyalgie

(Quelle: http:// www.altameda.de/cms/artikel/fibromyalgie/fms.html

Die Kölner Ärztin und Psychotherapeutin Frau Dr. Hoeck (in freier Niederlassung) stellte ab dem Jahr 1990 immer wieder fest, dass die Klagen über körperlich gefühlte Symptome durch Psychotherapie bei einer Reihe von Patienten nicht geringer wurden. Ihr fiel auf, dass das allgemeine und anhaltende Krankheitsgefühl bei diesen Patienten trotz Psychotherapie weiter bestand. Diese Patienten zeigten keine psychischen Auffälligkeiten. Die meisten von ihnen waren besonders leistungsorientiert, klug und gefühlvoll. Auffällig war jedoch, dass jede Art von Stress zur Verstärkung der Schmerzen führte. Außerdem stimmte es die Ärztin nachdenklich, dass die Erkrankten bei den psychotherapeutischen Sitzungen ihre ständig neu auftretenden Schmerzen nicht äußerten, es machte vielmehr den Eindruck, als schämten sie sich deshalb.

Im Jahre 1993 machte Frau Dr. Hoeck eine Entdeckung, die sie radikal umdenken ließ. Dies war der Fall, als eine Patientin während ihrer Psychotherapie von 1991 - 1993 unverkennbar immer kränker wurde. Ihr Calciumwert war von einem Wert hoch normal auf niedrig normal abgesunken. Unerwarteter Weise war aber nach der Bestimmung des Nebenschilddrüsenhormons (Parathormon) dieses nicht wie erwartet, erniedrigt, sondern erhöht. Vom Parathormon wird das vom Sonnenlicht gebildete Vitamin D zu einem hochaktiven und vielseitigen Hormon umgewandelt. Dieses aktivierte Vitamin D hat unter anderem folgende Aufgabe: Förderung der Aufnahme von Calcium und Phosphat im

Darm. Calcium ist neben der Stütz- und Verbindungssubstanz sogar noch ein Zellsignal - Botenstoff. Und Phosphat wird für die Energiebildung und Aktivierung bzw. Reaktivierung unzähliger Enzyme, die den Stoffwechsel regulieren benötigt. Bei zu geringer Sonneneinstrahlung entsteht als erstes Mangel an Calcium und Phosphat. Das Parathormon fördert wie das Vitamin D die Calciumaufnahme, aber auch die Auflösung von Knochen. Durch beide Mechanismen wird das Calcium im Serum hochgehalten. Das Parathormon bewirke aber auch, dass die Nieren vermehrt Phosphate ausscheiden. Folglich ist bei einem erhöhten Parathormon immer mit erheblichem Mangel an Calcium und auch Phosphat zu rechnen. Die Auswirkungen zeigten sich ähnlich wie beim Eisenmangel, B12, Schilddrüsenhormon und weitere, durch eine chronische Müdigkeit. Das Beschwerdebild dieser Müdigkeit ähnelte sehr dem Beschwerdebild der Depression, aber Lebenswillen war noch vorhanden - jedoch fehlte Lebenskraft zusehends. Neben der chronischen Müdigkeit zeigten sich außerdem eine ganze Reihe von Funktionsstörungen (im medizinischen Sprachgebrauch als psychosomatische, synonyme oder funktionelle Störungen bekannt). Gleichzeitig entwickelte sich auch eine Funktionsstörung des Immunsystems. Häufige Infekte, Allergien und Unverträglichkeiten stellten sich ein. Eine weitere Funktionsstörung war die Entgiftungsfähigkeit. Irgendwie hatte es den Anschein, als würden die Körperaußengrenzen „undicht", denn die Körperaußengrenzen wie Haut und Schleimhaut verloren ihre Schutzfunktionen. Danach stellten sich Funktionsstörungen in den verschiedenen Organbereichen wie Herz-Kreislauf, Magen-Darm, Blasenregulation ein. Neben den Fehlfunktionen entstanden Schmerzen sowohl in Organbereichen, als auch in Muskeln, Gelenken, Knochen, im Gewebe und sogar unter und auf der Haut. Nach einer Reihe von Jahren erkannte Frau Dr. Hoeck, dass die Ursache all dieser angeführten Funktionsstörungen Kraftmangel ist. Ab 1990 festigte sich bei ihr die Erkenntnis, dass Kraftmangel durch gestörte Übertragung von Energie entstehen kann, aber auch durch verminderte Bildung von Energie. Des Weiteren kann ein Kraftmangel durch verminderte Speicherung oder durch vermehrten Verbrauch entstehen. Sie konnte ebenfalls feststellen, dass das Beschwerdebild der chronischen Erschöpfung ein fortschreitender Prozess ist, der bei Nichtbehandlung zunächst das Beschwerdebild der Fibromyalgie und / oder multiplen chemischen Überempfindlichkeit annahm und im Weiteren aber fassbare Organschäden erkennen ließ. Die kleinste zusätzliche Belastung führt bei diesen Patienten zu Verschlimmerungen. Der Kranke schützt sich automatisch vor derartigen Überbelastungen. Dies macht aber häufig den Anschein, als wolle er sich vor Belastungen drücken. Dr. Hoeck führte weiterhin an, dass neben Sonnenmangel auch jeder andauernde Zellstress letztendlich zu generalisierten Energiemangel führen könne. Dadurch komme es zur Störung der Regulation von Calcium und Phosphat, zur Zell-Azidose (Zellübersäuerung) und vermehrter Bildung freier Radikale. Dies bewirke, dass ein zusätzlicher Energiemangel unterhalten wird. Als Folgen von Energiemangel im Zellstoffwechsel benennt Frau Dr. Hoeck:

- Störung des Verhältnisses von freiem zu gebundenem Calcium
- Störung des Verhältnisses von hohen zu niedriger energetischen Phosphatverbindungen
- Vermehrte Bildung von Säuren
- Vermehrte Bildung von freien Radikalen

Energiemangel ist die gemeinsame Endstrecke von Zellstress. Und diese Möglichkeit der kombinierten Schädigung, so Frau Dr. Hoeck, wird noch immer missbraucht, um innerpsychischen Auslösern überhöhten Stellenwert beizumessen. Es wäre sinnvoller, psychosomatische Beschwerden als eine Art unspezifisches Frühwarnsymptom zu betrachten.

Denn durch sie wird immer eine Gefahr für den Organismus angezeigt; es ist genau genommen bereits der eigentliche Krankheitsbeginn. Stattdessen werden viele Patienten mit solchen Symptomen, wie wir ja oben des Öfteren lesen konnten, in die Psychoschiene gedrängt. Denn zu diesem Zeitraum bestehen sowohl auf der biochemischen, als auch auf der biomolekularen Ebene bereits manifeste und substantielle Schädigungen. Es dürften in solchen Fällen niemals Psychotherapien als alleinige Behandlungsstrategie eingesetzt werden. Auch mir scheinen anhand der Aussagen von Frau Dr. Hoeck eine generelle Stärkung und der Wiederaufbau der abhanden gekommenen Kräfte wichtig zu sein. Betrachten wir das Entstehungsbild der Fibromyalgie, so dürfte am Anfang dieser Krankheit nach den Erkenntnissen von Frau Dr. Hoeck der Zellstress zu stehen. Dadurch, dass einzelne Zellen Energiemangel erleiden, entstehen vermehrt Säuren und freie Radikale. Da das Bindegewebe sehr langsam reagiert, dauert die nötige „Entschlackung " sehr lange, wird zum Teil sogar irreversibel. Viele Stoffwechselerkrankungen, aber auch Mängel an Vitaminen, Mineralien, Spurenelementen, sowie auch Hormonstörungen und einzelne genetisch bedingte Veränderungen von Enzymen, als auch Botenstoffen führen nach Meinung von Frau Dr. Hoeck nicht zu Laborveränderungen oder auffälligen Befunden bei körperlichen Untersuchungen, verursachen aber erhebliche Beschwerden. Jede Stoffwechselstörung mündet in verminderte Energiebildung und je nach Stärke können sich daraus echte Behinderungen entwickeln. Bei Fibromyalgiekranken sind diese auch häufig erst bei belastenden Bedingungen spürbar. Generell ist es natürlich wichtig, mit Stressfaktoren umgehen zu lernen. Aber teilweise wird nicht vermeidbarer Stress dennoch über längeren Zeitraum vorhanden sein. Wenn dann der erschöpfte Mensch aber in das Stadium der chronisch immer wiederkehrenden Infekte und / oder Allergien bzw. ständiger Schmerzen gelangt ist, so sagt dies aus, dass Psychotherapien nicht mehr

ausreichen, da eine Verkörperlichung der Beschwerden eingesetzt hat. Hier sind unbedingt weitere Therapiemaßnahmen erforderlich.
Um diesen Aufgabenstellungen möglichst bald gerecht werden zu können, sehe ich eine Annäherung der entsprechenden Fachkenntnisse vom psychologischen Standpunkt aus und der organischen Fachkenntnisse als die wichtigste Aufgabe für die medizinische Arbeit der Zukunft an. Denn dann könnten viel Leid, viel Geld und wirkungslos durchgeführte Therapien verhindert bzw. sinnvoller eingesetzt werden. Das Allgemeindenken würde sich in der Richtung ändern, dass eine Krankheit oder das Symptom dieser Krankheit immer die Gesamtheit einer Persönlichkeit betrifft. Abwertende Aussagen wie „nur psychisch bedingt" sind unkorrekt. Sie bringen dem Kranken und auch unserem Gesundheitssystem generell mehr Schaden als Nutzen. Die bisherige Feststellung zur Diagnose „es ist eine funktionelle Störung" oder „nur psychisch bedingt", muss Ärzte deshalb zukünftig vor die Aufgabe stellen, ihren Patienten eine intensive körperlich aufbauende Therapie anzubieten. Diese muss die Verbesserung aller biologischen und biochemischen Prozesse des Körpers einbeziehen. Anhand dieser Aussagen meine ich, wird deutlich, dass die gegenwärtig üblichen Schmerztherapien allein gar nichts bringen. Es muss endlich beachtet werden, dass nur dann, wenn der Körper in die Lage gebracht wird, wieder Kraftreserven aufbauen zu können, ein Fortschreiten der Fibromyalgie in das nicht mehr umkehrbare Endstadium verhindert oder zumindest verzögert werden kann. Ich möchte dies mit den Worten von Frau Dr. D. Hoeck formulieren, Zitat: „Eine den ganzen Menschen stärkende und aufbauende Therapie scheint von Nöten." Weiterhin führt sie an, Zitat: „Es ist sehr tragisch, dass uns Ärzten durch die Sozialgesetzgebung verboten ist, den Organismus zu kräftigen und zu stärken. Kräftigung und Stärkung werden in unserem Gesundheitssystem den Müttern überlassen, die Fleischbrühe und Rot-

wein mit Ei oder in moderner Version, Vitamintabletten verabreichen sollen. Ein Arzt dagegen hat „bittere Pillen" zu verabreichen." Sie ist außerdem der Meinung, dass das unerbittliche Fortschreiten des Krankheitsprozesses der Fibromyalgie letztendlich auch nicht nur durch physikalische Maßnahmen verhindert werden kann. Auch eine derzeitig vermutete isolierte Fehlwahrnehmung des Nervensystems liege nach ihren Erkenntnissen nicht vor. Die Fibromyalgie sei vielmehr ein systemisches Geschehen, das alle Funktions - und Organsysteme in Mitleidenschaft zieht. Schmerzmittel erscheinen oft unvermeidlich zu sein, ihre häufige Anwendung birgt allerdings erhebliche Gefahren in sich. So erinnert Frau Dr. Hoeck beispielsweise an die Auslösung von dem „Schmerzmittel - Kopfschmerz ". Außerdem sollte generell die eingeschränkte Entgiftungsfähigkeit der Fibromyalgiekranken berücksichtigt werden. Denn chemische Medikamente werden die generalisierte Azidose im Gewebe und den oxydativen Stress ebenfalls verstärken. Doch dann frage ich, welche Möglichkeit bleibt uns Patienten dann noch, wenn wir trotz ständiger und erheblicher Schmerzen im Alltag wie andere, gesunde Menschen funktionieren sollen?

Dr. Hoeck erwähnt, dass es durchaus andere sinnvolle Möglichkeiten zur Behandlung der Fibromyalgie gibt. Da sich diese allerdings nahe der alternativen Heilmethoden bewegen, erscheinen sie den Schulmedizinern zu sanft, bzw. sie blicken mit Spott auf diese Mittel herab. Nach Meinung Dr. Hoeck mache insbesondere die Art der Nahrungsaufnahme Sinn, die eine Kost mit hohem Anteil an Vitaminen, Basen und antioxydativ wirkenden sekundären Rohstoffen aufzuweisen habe. Da Fett und Zucker den Stoffwechsel in der Tat erheblich belasten, sei eine basisch, pflanzlich ausgerichtete Kost durchaus berechtigt. Es ließe sich so Übersäuerung und oxidativer Stress verhindern. Das spezifische Problem von chronisch erschöpften Menschen bestehe darin, dass sie geradezu instinktiv gierig nach der

Aufnahme von hohen Energieträgern sind. Die geringe Energieausbeute, die dem Krankheitsbild eigen zu sein scheint, erzwinge offenbar eine hohe Energieaufnahme.
Es gäbe sogar Anhaltspunkte dafür, dass der Stoffwechsel in paradoxer Weise trotz Mangel an Energie zum Aufbau von Fett neigt, statt diesen abzubauen. Auch Kneipp'sche Bäder, Güsse oder Selbstbehandlung mit basischen Bädern oder Saunen seien wegen der entgiftenden Erfolge durchaus sehr sinnvoll. Durch deren Wirkung könnte die Kausalkette der Erkrankung durchbrochen werden. Es scheine auch durchaus sinnvoll, den geschwächten Organismus mit Baustoffen aus der Natur zu versorgen und auf diese Weise zu heilen und zu kräftigen. So würde es ja bereits von der orthomolekularen Medizin gehandhabt. Auch ihre, speziell gegen den Vitamin D Mangel entwickelte und modifizierte Osteoporoseprophylaxe gehöre formal zur orthomolekularen Therapierichtung. Außerdem sei die, von Frau Dr. Hoeck entwickelte Osteoporoseprophylaxe in abgewandelter Form sogar ein klassisch schulmedizinisches, ja sogar gesetzlich verankertes Therapieprinzip, nämlich die Rachitisprophylaxe. Der Vorteil dieser orthekularen Therapieansätze läge darin, dass diese das eingeschränkte Entgiftungssystem der Kranken weniger belasten würden. Denn vor lauter Energiemangel würde im Stoffwechsel offenbar nicht mehr „auf- und eingebaut ", da neben dem Gehirn alle anderen Organe und Funktionssysteme erschöpft zu sein scheinen.
Zu den „Tender points", denen besonders aus der Sicht der Ärzte und Gutachter ein so hoher Stellenwert beigemessen würde, sagt die Kölner Ärztin Frau Dr. Hoeck, dass diese zur Einschätzung des Schweregrades der Krankheit bzw. der Behinderung nicht wirklich wichtig sind. Denn auch ohne „Tender points" bestehe die Krankheit und Behinderung im Sinne substantiellen Kräftemangels. Auch der zusätzliche Nachweis von „Trigger points" spräche nicht gegen eine Fibromyalgie. Zum Krankheitsverlauf führte sie an, dass sich die Fibromyalgie durch eine langsam steigernde Entwick-

lung des Kraftmangels bemerkbar mache. Eine jähe Verschlechterung nach unspezifischen Belastungen wie beipielsweise eine Virusinfektion, eine Operation, große Aufregung oder zu viel Arbeit seien ebenfalls ganz typisch für diesen Krankheitsverlauf. So spräche man in der Stressforschung vom so genannten „ Zweitschlag", der nur infolge des schon vorher labil gewordenen Kräftegleichgewichts entstehen kann.
Nach Frau Dr. Hoeck lassen sich bei genauerer Betrachtung des Krankheitsverlaufs vier voneinander unterschiedliche Stufen des Schweregrades der Fibromyalgie abgrenzen.

1. Stadium: phasenweises Auftreten; leichter Behinderungsgrad, GdB von 20-30 (Grad der Behinderung, Anhaltspunkte der ärztlichen Begutachtung zum Feststellen einer Behinderung) , aber erhebliche Beschwerden; Rückbildung ist bei kausaler Therapie noch gut möglich.

2. Stadium: chronisches Vorhandensein; GdB von 40-50, erhebliche Beschwerden; eine Rückbildung ist bei kausaler Therapie noch möglich.

3. Stadium: chronisches Vorhandensein; hoher Behinderungsgrad mit erheblichen Beschwerden, GdB von 60-80; Rückbildung meist nur noch unvollständig möglich.

4. Stadium: chronisches Vorhandensein; sehr hoher Behinderungsgrad, starke Beschwerden, GdB von 80-100; eine Rückbildung ist nicht mehr möglich, da bereits fixierte Funktions - und Strukturschäden vorliegen.

Nach Frau Dr. Hoeck lässt sich die Ursache der Entstehung einer Fibromyalgie innerhalb verschiedener Funktionsebenen der Stresseinwirkung finden. Diese wirken als häufige Mechanismen der Schädigungen und haben als gemeinsame Endstrecke einen (generalisierten) Energiemangel. Körperliche Stresseinwirkung kann nach ihrer Meinung beispielsweise entstehen bei: zu viel Leistung, zu wenig Ausruhen, zu wenig Nährstoffe, falsche Zusammensetzung in der Nahrung, Gifte, zu große Hitze, zu große Kälte, Elektro-Smog und vieles mehr. Bei geistiger Stresseinwirkung nennt sie: zu wenig Pausen, zu viel Lärm, zu viele Eindrücke, zu wenig Zeit, zu schnelle Abfolge und vieles mehr.

Als seelische Stresseinwirkung bezeichnet sie: Kummer, Enttäuschung, Wut, Erbitterung, Ohnmacht, Ungerechtigkeit, Scham, fehlende Abgrenzung von Emotionen und Trieben, Gier, Sucht und vieles mehr. Folgende Aussagen zur Ursache der Fibromyalgie, wie sie derzeit noch immer in Deutschland getätigt werden, lehnt Frau Dr. Hoeck als Fehlannahmen ab:

1. Fibromyalgie sei durch ein krankhaftes Seelenleben bedingt und durch Psychotherapie rückbildungsfähig
2. Die Fibromyalgie sei Ausdruck von körperlicher Gesundheit
3. Die Fibromyalgie sei mit symptomatisch ausgerichteten Therapien ausreichend und erfolgreich zu behandeln
4. Bei Fibromyalgie seien nur psychotherapeutische, und falls das nicht wirkt, psychiatrische Behandlungen als ärztlich indizierte Kassenleistungen anzuerkennen
5. Die Fibromyalgie sei durch die „Tender points " zu beweisen. „Trigger points" schließen sie aus
6. Wenn bei chronischer Müdigkeit Mängel und andere Stoffwechselstörungen nachgewiesen

und diese behandelt werden, so gäbe es keinen Grund mehr für anhaltende Müdigkeit

7. Alles, was Sie über Fibromyalgie lesen, sei richtig.

Innerhalb meiner Forentätigkeit unter: *www.contra-dem-schmerz.de* wurde mir von Betroffenen immer wieder bestätigt, dass die Abhandlung „Zum besseren Verständnis der Fibromyalgie" von Frau Dr. Dorothea Hoeck die derzeit treffendsten Aussagen in Deutschland zur Krankheit Fibromyalgie macht. Wir Kranken finden uns bei diesen Erläuterungen des Krankheitsbildes, des Verlaufs der Erkrankung, aber auch bei den von verschiedenen Personengruppen negativ gemachten Äußerungen über Fibromyalgiepatienten wieder. Wir fühlen uns von Frau Dr. Dorothea Hoeck verstanden und als Patient und Mensch akzeptiert. Dafür möchte ich ihr im Namen aller Betroffenen ein herzliches Danke sagen.

Dr. Med. R. Paul St. Amand : Meine Theorie über die Ursache der Fibromyalgie

Durch die freundliche Genehmigung der Herausgeber, Frau Dora Maier und Herrn Wilfried Debnar, die für die erste deutsche Ausgabe des Buches „Fibromyalgie - Die revolutionäre Behandlungsmethode durch die man vollständig von Beschwerden frei werden kann" von Dr. med. R. St. Amand und Claudia Craig Marek verantwortlich zeichnen, kann ich den Text zur Theorie über die Ursache der Fibromyalgie von Dr. med. R. St. Amand nun im Original einstellen.

Herstellung und Verlag:
Books on Demand GmbH,
22848 Norderstedt,
ISBN 3-8334-3235-7

Alle unten aufgeführten Zitate sind dem hier genannten Buch entnommen.

Zitat: *„Meine Theorie über die Ursache der Fibromyalgie"*

Welches grundsätzliche Stoffwechselproblem ist nun für alle oben aufgelisteten Symptome der Fibromyalgie verantwortlich? (die aufgelisteten Symptome entsprechen exakt den unter Punkt „Fibromyalgie, die Krankheit mit den vielen Gesichtern" aufgeführten Symptomenbereiche) Basierend auf unserem heutigen Wissen nehme ich an, dass Fibromyalgie durch Retension (Unfähigkeit zur Ausscheidung) einer biochemischen Substanz in den Zellen, d.h. einer Stoffwechselstörung, verursacht wird. Diese Stoffwechselstörung führt zu der Unfähigkeit, Energie zu produzieren. Die bereits nach der Geburt beginnende Retension schreitet langsam zu minimalen Ansammlungen voran, bis der Punkt erreicht ist, wo die Menge groß genug ist, um den normalen Stoffwechsel ernsthaft zu stören. Im Laufe der Zeit führt dieser Anhäufungsvorgang in immer mehr Zellen zu einem Energiedefizit, der zuerst in bestimmten Systemen, dann aber schließlich im ganzen Körper auftritt. Genau an dieser Stelle macht sich die Krankheit bemerkbar. Unser Körper benötigt Energie nicht nur zum Bewegen, zum Rennen, zum Sport treiben, zum Sprechen, sondern auch für alle anderen Körperfunktionen wie Haarwuchs, Atmung, Verdauung oder zur Bekämpfung von Krankheiten und besonders zur Versorgung unseres Gehirns. Die Zellen benutzen einen Energiestrom, bekannt unter dem biochemischen Begriff ATP (Adenosintriphosphat), um Stoffwechselfunktionen und lebensnotwendige Aufgaben auszuführen. Energie wird in unseren Zellen durch sehr komplizierte biochemische Vorgänge zur Genüge produziert. Wir können heute einige der wichtigsten Substanzen identifizieren, die in der Energieproduktion eine wesentliche Rolle spielen. Eine dieser Substanzen ist wahrscheinlich der Bösewicht, der Fibromyalgie auslöst. Unsere Beobachtungen wiesen auf eine Zellfunktionsstörung hin, die durch einen Phosphatüberschuss verursacht wird. Um die Funktionsstörung in den Zellen der Fibromyalgiepatienten zu verstehen, müssen wir zunächst die Energieproduktion in gesunden Individuen betrachten. In normal funktionierenden Zellen wird die benötigte Konzentration von Phosphat und anderen Substanzen, die für die Energiebildung von wesentlicher Bedeutung sind, besonders sorgfältig beibehalten. Zellen verwenden Phosphat, um in ihren Kraftwerken, den Mitochondrien, Energie zu erzeugen. In allen Körperzellen gibt es Mitochondrien, aber in den Gehirn- und Muskelzellen kommen sie besonders häufig vor. Sie sind vollständige kleine Energiekraftwerke, die circa 80 % oder mehr unserer Nahrung in einen Energiestrom oder ATP umwandeln. (Sie wissen ja schon, dass ATP Adenosintriphosphat ist - drei Phosphate hängen an einem einzigen Adenosinmolekül.)

Wenn eine Zelle eine wesentliche Funktion für den Körper ausüben muss, verbraucht sie eines dieser hochwertigen Energiephosphate, indem sie es dem Adenosin entreißt. Dieser biochemische Ablauf liefert ihr fast die gesamte benötigte Energie. Bei diesem und den folgenden Mechanismen werden Elektronen freigesetzt, die auf eine fast magische Weise zu dem richtigen Ort geführt werden. Dort verrichten sie die richtige Arbeit genau zum richtigen Zeitpunkt, als ob man ein Stromkabel in die Steckdose steckt. Enzymelektronen fließen durch die Zellen und aktivieren Enzyme, so wie der elektrische Strom Geräte zum Laufen bringt. Im gesunden Körper haben Zellen einen fast unbeschränkten ATP-Vorrat. Innerhalb einer tausendstel Sekunde können Zellen neue Energie aus den Reserven herstellen. Wie kommt es dann zu einem Energiemangel bei Fibromyalgie? Durch eine im Jahre 1989 durchgeführte Studie, bei der das ATP-Niveau von Fibromyalgikern gemessen wurde, bekamen wir die Möglichkeit, einige Unterschiede herauszufinden.
Zwei schwedische Ärzte, Dr. Bengtsson und Dr. Henriksson, entdeckten bei Muskelbiobsien von Fibromyalgie-Patienten, dass deren ATP-Niveau um 20 % niedriger war. Sie untersuchten Teile des schmerzenden und empfindlichen Trapezmuskels, der sich an der Oberseite der Schulter befindet. In den Proben des schmerzenden Gewebes fanden sie in den Zellen und ihren Reserven ein viel niedrigeres ATP - Niveau. Die Reserven geben normalerweise neues Phosphat ab, um das ATP- Niveau sofort, nachdem es verbraucht ist, wiederherzustellen. Gesundes Gewebe, das auch histologisch untersucht wurde, wies keine solchen ATP-Mängel auf. Später wurde in einer anderen Studie ermittelt, dass das ATP-Niveau in den Blutzellen von Fibromyalgikern auch niedriger ist. Diese Studien, in Verbindung mit fachspezifischeren Untersuchungen (siehe technischer Anhang) unterstützen unsere Theorie der Phosphat-Retension als Ursache der Fibromyalgie. Wenn diese Studien

gültig sind, wovon ich überzeugt bin, kommt die Frage auf: Was könnte möglicherweise ein niedriges ATP-Niveau in den Zellen verursachen? Normale ATP - Werte sind für alle Lebensfunktionen notwendig, und unser Körper ist großartig darauf eingestellt, eine ATP-Erschöpfung zu vermeiden. Offensichtlich betritt irgendetwas die Energiekraftwerke und verursacht eine Generatorstörung - indem es die chemischen Reaktionen stört, die normalerweise reichlich ATP herstellen. In der Physiologie und in der Biochemie ist es weithin bekannt, dass ein Überschuss an Phosphat im inneren Teil der Mitochondrien (bekannt als Matrix) diese Kraftwerke verlangsamt und die Bildung von ATP blockiert. Denn anorganisches Phosphat kann nicht in eine hochwertige Energiesubstanz umgewandelt werden, es sei denn, es hängt sich an ein Adenosin-Molekül. Eine Blockade in der ATP-Bildung bedeutet, dass nicht genügend hochwertiges Energiephosphat erhältlich ist, um es zu den aktiven Zellen zu transportieren. Hochaktive Zellen sind als Erste und am Schlimmsten von diesem Mangel betroffen. Deshalb ist es kein Wunder, dass die Gehirn- und Muskelzellen vom gesamten Gewebe am stärksten betroffen sind. Zellen können nur funktionieren, wenn ihre Energiespeicher aufgefüllt sind. Ist dies für einen Fibromyalgiker neu? Aus diesem Grund ziehe ich den Namen Energiemangel-Syndrom der Bezeichnung Fibromyalgie vor - denn er beschreibt sowohl die offensichtliche Erschöpfung des Patienten als auch die versteckte biochemische Fehlleistung. Phosphat ist jedoch nicht der einzige Missetäter. Es kann sich nicht wahllos in Zellen anhäufen, ohne bleibende Schäden zu verursachen. Da jedes Phosphat-Ion zwei negative Ladungen besitzt, muss es durch zwei positive Ladungen im Zellinneren ausgeglichen werden lässt sich durch eine unzulängliche ATP-Funktion erklären. Kalzium ist der Hauptgegenspieler des Phosphats. Immer dort, wo sich überschüssiges Phosphat in den Zellen aufhäuft, entsteht ein Kalziumüberschuss. Kalzium hat eine sehr wichtige Aufgabe in den Zellen.

Kalzium befindet sich normalerweise in Ruhestellung im Vorratsraum der Zelle, dem Edoplasmatischen Tetikulum (ER). Bei einer Stimulation wird dem ER die Energienachfrage signalisiert. Das ER schüttet Kalzium in die Hauptflüssigkeitskammer der Zelle aus. Die freigesetzte Menge reicht genau aus - nicht zu viel und nicht zu wenig -, um die gewünschte Aktivität auszuführen. Kalzium ist der letzte Batterie-Pol - der allerletzte Bote, der den Zellen gebietet:"Tu es! Tu es!“

(siehe Abb. 2.1 und 2.2)

Wenn die vom Endoplamatischen Retikulum (ER) freigesetzten Kalziumfunken die Zellaktivität antreiben, wie kann die Zelle dann ihre neue Aktivität beenden? Solange Kalzium im Zytoplasma (bekannt in den Muskeln als Sakroplasma) befindet, fordert es Leistung. Immer wenn Kalzium sich im Zytoplasma befindet, muss die Zelle arbeiten und ihre Leistung vollbringen, bis Kalzium ihr das Ende der Arbeit ankündigt. Um dieses Arbeitssignal zu beenden, muss Kalzium entweder wieder zurück in das Vorratslager des ER gepumpt werden, oder es muss aus den Zellen ausgeschieden werden. Zellen besitzen Enzympumpen, die nur für diese Aufgabe da sind. Wie wir bereits wissen, ist ATP die Energiequelle für jede von unserem Körper verrichtete Funktion. Folglich sind die Energiepumpen, die Kalzium aus der Flüssigkeitskammer herauspumpen, auch von ATP abhängig. Es wird angenommen, dass 40 % der Zellenergie dazu benötigt werden, Kalzium in das Vorratslager oder wieder hinauszubringen oder ganz aus den Zellen zu entfernen. Da die Energiebedürfnisse bei Fbromyalgie kaum abgedeckt sind, verbleibt das Kalzium zu lange in den Zellen, obwohl es nicht mehr gebraucht wird. Einfacher gesagt, es ist nicht mehr genug Energie vorhanden, damit die Pumpen gut funktionieren und das Kalzium aus dem Zytoplasma beseitigen können. Als eine Folge dieser Stoffwechselstörung ist das betroffene Gewebe überarbeitet, es arbeitet mit übermäßiger Anstrengung Tag und Nacht weiter, um seine Funktion bis zum Punkt der totalen Erschöpfung, aufrechtzuerhalten. Wenn man einen Fibromyalgiker untersucht, findet man zahlreiche Verhärtungen und Verkrampfungen in Muskeln , Sehnen und Bändern. Die ertasteten Regionen befinden sich in einem verkrampften Zustand und arbeiten 24 Stunden am Tag. Nur das im Zytoplasma einer Zelle sitzende Kalzium aus dem Lager kann dies verursachen. Dieser Freund wird zum Feind, indem er unkontrollierte Leistung fordert. Dies passiert in allen betroffenen Körperregionen. Zellen benötigen eine gewisse Ruhezeit zwischen ihren Funktionen. Genau dieser Mangel an Ruhe führt zu Fibromyalgie. Das Ausmaß der Not von Fibromyalgikern lässt darauf schließen, wie fundamental und grundlegend diese Abnormalität ist. Patienten wissen, ohne dass man es ihnen sagt, dass viele, scheinbar nicht miteinander in Beziehung stehende Strukturen betroffen sind. "Mein ganzer Körper ist müde, er schmerzt, meine Blase ist gereizt, mein Darm funktioniert nicht, mein Gehirn ist ganz wirr und selbst meine Fingernägel brechen ab." Ich denke, dass das Ausmaß dieser verbreiteten Symptome davon zeugt, dass die Krankheit die Grundlage und den Kern des Lebens betrifft. Dieses weit verbreitete Stoffwechselchaos lässt sich durch eine unzulängliche ATP Funktion erklären. Das Wesen dieser Krankheit kann am leichtesten verstanden werden, wenn man es als eine Ansammlung von überarbeiteten Systemen ansieht. Diese achten, gemäß ihrer Funktion, auf die unkontrollierten Kalziumsignale, bis sie der vollständigen Erschöpfung erliegen. Wir neigen dazu, uns auf die Gedächtnislücken und die Muskelschmerzen der Fibromyalgie zu konzentrieren, und ignorieren dabei völlig die Tatsachen, die bestätigen, dass auch sie, wie der Rest des Körpers, Opfer eines größeren Krankheitsbildes sind. Zahlreiche Studien haben erwiesen, dass die Problematik sich auch auf Gewebe erstreckt, die für die Bildung von Molekülen, Hormonen, Neurotransmittlern und anderen chemischen Stoffen zuständig sind. Die meisten dieser Stoffe sind im Durchschnitt in deutlich höherer oder niedrigerer Konzentration vorhanden. Forscher berichteten, mit einigen Abweichungen, von niedrigen Konzentrationen der Wachstumshormone, des insulinhaltigen Wachstumsfaktor I, von Serotonin, freien Kalzium-Ionen, Calcitonin, freiem Harncortisol, von bestimmten Aminosäuren, NeuropeptidenY, von T - Zellen und deren fehlerhafter Aktivierung und vom Schilddrüsenstimulationshormon, das auf TRH, den normalen Aktivator reagiert. Auf der anderen Seite fand man höhere Konzentrationen von Prolicitin, der Substanz P, dem enzymumwandelnden Angiotensin und in einer Studie sogar Hyaluronsäure. Hautbiopsien zeigten gestörte Mastzellen, die Zytokine und u.a. auch Histamine unter der Haut freisetzen. Gleichzeitig wurde ein Überschuss an Immunglobulin G in den untersten Hautschichten, der Dermis, gefunden. Ich liste diese verstreuten und scheinbar zusammenhanglosen Befunde nicht auf, um jede einzelne Abnormalität anzusprechen oder mich über ihre technische Bedeutung auszulassen, sondern will anhand der vielen veränderten Laborwerte verdeutlichen, wie viele verschiedene Gewebearten betroffen sein müssen. Es scheint offensichtlich, dass in den bekannten und betroffenen Systemen künftig noch zahlreiche Abnormalitäten entdeckt werden können. Es ist sehr wahrscheinlich, dass bessere Untersuchungen auch Störungen in dem Gewebe finden, von dem wir ausgehen, dass es nicht betroffen ist. Egal, was man in Zukunft entdeckt, so wird doch der Mangel an ATP weiterhin diese Störung erklären helfen. Wenn ATP nicht die Ursache wäre, dann würde ich einen alternativen Vorschlag in Erwägung ziehen, der die fehlerhafte Chemie, von der ich weiß, dass sie vorhanden sein muss, angemessen erklären kann. Jede neue Theorie müsste eine ähnliche grundlegende Störung vorschlagen, die ernst genug ist, um die Leistung des harmonisch funktionierenden Körpers zu verringern. Energieentzug ist sicherlich die Wurzel der Krankheit, und nur die Wiederherstellung der normalen ATP-Produktion kann diese Stoffwechselstörung wieder rückgängig machen. Viele Fibromyalgie - Forscher suchen weiterhin nach einem Sündenbock, und bestimmt wird man auch noch einen anderen finden. Sicherlich ist mehr als ein Gen beteiligt. Da Frauen häufiger als Männer betroffen sind, befindet sich das hauptverantwortliche defekte Gen wahrscheinlich auf dem X-Chromosom. Wir haben zahlreiche Patienten unter zehn Jahren behandelt und auch viele bis ins hohe Alter, einen sogar, der bis zum Alter von 74 Jahren keinerlei Symptome oder Befunde von Fibromyalgie aufwies. Dies lässt die Anwesenheit eines oder mehrerer weniger bösartiger Gene annehmen. Wenn man diese freundlicheren rezessiven Gene mit dem schädlicheren (dominanten) Gen kombiniert, können verschiedene Kombinationsmöglichkeiten auftreten, die bestimmen, wie früh sich Fibromyalgie im Leben äußert. Wenn beide Eltern den Gendefekt haben, können ihre Kinder ihm nicht entgehen. Dies würde den frühen Krankheitsausbruch unserer vierjährigen Patienten erklären,von denen einer schon im Alter von zwei Jahren deutliche Muskelschmerzen zeigte. Das menschliche Genom wird bald ganz entschlüsselt sein, und somit könnten Gentechniker in naher Zukunft wahrscheinlich die defekten Gene identifizieren. Wir haben den starken Verdacht, dass die Eigenschaft eines funktionsunfähigen Enzyms von diesen Genen kodiert wird. Die Aufgabe dieses Enzyms sollte es eigentlich sein, den Phosphatgehalt (oder den Gehalt anderer Ionen) perfekt zu regeln. Normalerweise würde dieses Enzym oder ein anderes Protein je nach körpereigenem Bedarf mit großer Genauigkeit Phosphat-Ionen ausscheiden oder zurückhalten. Ohne dieses Enzym kann der Körper anfänglich für eine gewisse Anzahl von Jahren den Phosphatüberschuss in die Knochen wegstecken. Obwohl die täglich zurückgehaltene Menge winzig ist, glauben wir, dass an einem bestimmten Punkt die Aufnahmefähigkeit der Knochen erschöpft ist und die übermäßige Anreicherung in den Zellen beginnt.”

Innerhalb seiner jahrzehntelangen Tätigkeit als Endokrinologe war Dr. Amand, so wie er im oben genannten Buch schildert, besonders von der Krankheit Gicht fasziniert. Ihm fielen unter seinen Patienten drei verschiedene Gruppen auf, die unter den Symptomen der Gicht zu leiden hatten. Die Einen zeigten das klassische Beschwerdebild der Gicht mit erhöhter Harnsäurekonzentration im Blut und kristallisiert angesammelter Harnsäure in den Gelenken. Bei der zweiten Gruppe war ebenfalls die erhöhte Harnsäurekonzentration im Blut festzustellen, auch das Beschwerdebild ähnelte dem in der ersten Gruppe, nur die Gelenke waren noch nicht beteiligt. Die Symptome der zweiten Gruppe passten zu der Beschreibung der systemischen Vorboten eines Gelenkbefalls, die von Thomas Sydenham bereits im Jahre 1683 beschrieben wurden. Dr. Amand vermutete in diesen Fällen bereits kleinere Ablagerungen in bestimmten Geweben, wie z. B. im Gehirn und Magen-Darm-Trakt, aber auch in den Gelenken, wo sie allerdings zu diesem Zeitraum noch keine typischen Gichtanfälle verursachten. Eine dritte Gruppe der Patienten zeigte ebenfalls die genannten Symptome der zweiten Gruppe, jedoch litten sie noch mehr unter Schmerzen und Beschwerden, die anscheinend auch am gesamten Muskel- und Knochenbereich auftraten. Zusätzlich waren ihre Sehnen und Bänder sehr schmerzempfindlich und teilweise sogar geschwollen. Bereits Sydenham hatte bei der Beschreibung der Gicht vor über 300 Jahren erwähnt, dass die Patienten von auffallender Erschöpfung, Reizbarkeit, Nervosität, Schlaflosigkeit, Angstzuständen und auch von Gedächtnis- und Konzentrationsverlust sowie von grippeartigen Symptomen geplagt wurden. Da viele von Dr. Amands Patienten ebenfalls unter Muskelsteifheit, Kopfschmerzen, Schwindelanfällen, Benommenheit und Kribbeln in den Extremitäten und Beinkrämpfen litten, hatte er zunächst vermutet, sie gehörten zu der Gruppe, bei denen die Gelenke bisher noch verschont geblieben waren. Aber so oft Dr. Amand das Blut auch untersuchte, es waren keine erhöhten Harnsäurekonzentrationen festzustellen. Dennoch reagierten alle drei Patientengruppen auf Gichtmedikamente und die Beschwerden verringerten sich. Auffallend war neben der extremen Müdigkeit dieser Patienten besonders die Tatsache, dass zu dieser Gruppe wesentlich mehr Frauen als Männer gehörten, während man bei der Gicht ja vorwiegend von einer Männerkrankheit spricht. Da die Krankheit außerdem keine Verbindung zu Harnsäurekonzentrationen und Gicht aufzuweisen schien, stellte Dr. Amand die Vermutung auf, dass es sich hier um eine völlig andere, neue Krankheit handeln könne. Dr. Amand konzentrierte sich nun besonders auf Patienten der dritten Gruppe. Bisher hatte er diese Personen als Patienten mit psychischen Problemen eingeordnet. Doch als er die Symptome systematischer zu erfassen begann, war er von der Ähnlichkeit der Krankheitsgeschichten beeindruckt. Zitat: „Wie konnten sie fast identische Beschwerden erfinden, wenn sie an einer psychosomatischen Krankheit litten? Sie kannten einander nicht, denn sie kamen aus dem ganzen Land, aus allen sozioökonomischen Bevölkerungsschichten. Aber trotzdem waren ihre Symptome fast identisch! Ihre Symptome wechselten ohne offensichtlichen Grund oder Schema zwischen Schmerzen, Erschöpfungszuständen und Gedächtnisproblemen. In den frühen Krankheitsphasen hatten sie gute und schlechte Tage erlebt. Obwohl sie immer noch in denselben Ehen lebten, die gleichen Kinder hatten, stressige und freudige Tage erlebten, kamen und gingen ihre Beschwerden. Ungeachtet der Lehrmeinung in den medizinischen Büchern wusste ich, dass es lächerlich war, weiterhin zu glauben, dass all diese Beschwerden ihre Ursache in schwachen Nerven hatten. Mir war klar geworden, dass ich genauso gut die Tatsache akzeptieren konnte: Es gibt eine wirkliche Krankheit, auch wenn sie noch nicht beschrieben wurde." „Als ich immer mehr Patienten fand, auf die dieses Muster zutraf, reifte in mir die Überzeugung, dass es eine bedeutende Krankheit sein musste, die verbreiteter als Gicht war und

Frauen viel häufiger als Männer betraf. Dies war eine schwächende Krankheit, die zyklisch verlief, aber unaufhaltsam zunahm und schließlich die ganze Lebensqualität zerstörte. Große Patientenscharen überfluteten binnen kürzester Zeit meine Praxis und halfen mir somit, die Parameter dieser Krankheit zu erweitern. Bald bemerkte ich, dass diese Krankheit sich oft in Familien häufte. Ältere Familienmitglieder erzählten ihre eigenen Horrorgeschichten und schilderten ihre Litanei von Symptomen. Der Unterschied bestand allein darin, dass fast alle von ihnen zusätzlich mit Osteoarthrose zu kämpfen hatten."

Alle vier Medikamente, die Dr. Amand bei Gichtpatienten erfolgreich einsetzte, es waren Probenecid, Sulfinpyrazon (Anturan), Flexin und Robinul wirkten auch bei der Krankheit, die wir heute als Fibromyalgie bezeichnen. Da aber bei Fibromyalgiepatienten keine erhöhten Harnsäurekonzentrationen festzustellen waren, reinigten sich die Nieren nach Dr. Amands Meinung offensichtlich noch von etwas anderem. Da Dr. Amand herausgefunden hatte, dass die vier oben genannten Medikamente neben der positiven Wirkung bei Gichtpatienten außerdem die Zahnsteinbildung verzögern oder beenden konnten, lag die Vermutung nahe, dass es sich bei der Ursache der Stoffwechselstörung um Phosphat oder Kalzium handelte. Denn bei der Zahnsteinbildung waren diese beiden Substanzen ebenfalls vorhanden. Kalzium schien aber auszuscheiden, da bei zusätzlicher Kalziumeinnahme eine geringere Menge der oben genannten Medikamente notwendig waren. Desweiteren geht Kalzium im Magen-Darm-Trakt eine chemische Verbindung mit Phosphat ein, so dass diese dann auf natürlichem Wege ausgeschieden werden können. Dieser Vorgang ist wichtig, weil dadurch weniger Phosphat aufgenommen und das Zellen-System weniger belastet wird. Diese und andere chemische Gründe ließen Dr. Amand weiterhin vermuten, dass Phosphat der Hauptverursacher der Stoffwechselstörung zu sein scheint. (Weitere Ausführungen dazu sind innerhalb des Technischen Anhangs des Buches von Dr. Amand zu finden.) Da die oben erwähnten Medikamente besonders bei Fibromyalgiepatienten erhebliche Nebenwirkungen zeigten, war Dr. Amand viele Jahre auf der Suche nach einem geeigneteren Medikament für eine Therapie gegen Fibromyalgie. Im Jahre 1992, nachdem er über 30 Jahre nach einem wirksameren und verträglicheren Medikament gesucht hatte, fand er laut Roter Liste ein Medikament, welches ebenfalls fähig war, Harnsäure im Blut zu senken. Dies war das Guaifenesin, welches bereits 1530 in seiner ursprünglichen Form, als Baumrindenextrakt bei Rheuma Anwendung fand. Im Jahre 1928 erschien eine Abhandlung, in welcher der Einsatz von Guaifenesin erfolgreich bei Wachstumsschmerzen - und einigen anderen Symptomen, die wir heute der Fibromyalgie zuordnen könnten - beschrieben wurde. Auch noch heute hat das Guaiacum officinale in der Roten Liste der Pflanzenmedizin eine Indikation für Rheumatismus. Auf dieses Medikament gibt es kein Patent, so dass es weithin erhältlich und vor allem bezahlbar ist. Zitat: „Durch Guaifenesin und unsere vier anderen Medikamente waren wir Zeugen, dass fünf total verschiedene chemische Produkte Verbesserungen brachten. All diese Medikamente haben angeblich nur eines gemeinsam: die Fähigkeit, eine Region der Nieren (den proximalen Tubulus) zur Ausscheidung größerer Mengen Harnsäure zu bringen. Da Harnsäure (Urat) in keinem Zusammenhang mit Fibromyalgie steht, wissen wir, dass gleichzeitig eine andere biochemische Substanz ausgeschieden wird. Vor mehreren Jahren haben wir den Phosphat-, Kalzium- und Harnsäuregehalt vor und nach der Behandlung mit Probenecid gemessen. Diesen Test haben wir jetzt mit Patienten, die Guaifenesin einnehmen, wiederholt. Bei beiden Medikamenten stellten wir eine 60% e Zunahme in der Phosphatausscheidung und eine geringere (30% e) Zunahme bei Oxalaten und Kalzium fest. Bei Guaifenesin erfolgt im Gegensatz zu den Gichtmedikamenten nur eine minimale Ausscheidung von Harnsäure."

„Für die Produktion von Energie benötigen die Zellen große Phosphatmengen. Riesige Mengen werden auch zur Regulierung des Zuckerstoffwechsels, der Bildung von Proteinen, gewissen Fetten und den Körperstrukturen gebraucht. Bei normalem Verbrauch der Zellen wird viel von diesem Phosphat ins Blut abgegeben. Dort wird es zusammen mit dem Phosphatüberschuss aus der Nahrung in die Nieren transportiert. Wie ich soeben erklärt habe, können diejenigen von uns mit den fehlerhaften Schleusen (gemeint sind hier die an Fibromyalgie erkrankten Menschen) nicht genug Pi (Pi = anorganisches Phosphat) ausscheiden... (Deshalb)... beginnt der Phosphatspiegel im Blut anzusteigen. Der Körper lässt keine Pi-Ansammlungen (Phosphatansammlungen) im Blut zu, denn Pi verläuft gegengleich (reziprok) zu Kalzium. Das bedeutet, dass bei einer Phosphatzunahme Kalzium abnehmen muss. Die vier Nebenschilddrüsen im Hals lassen das nicht zu. Sie schütten einfach ihre Hormone aus, die dafür sorgen, dass der Kalziumspiegel unter allen Umständen aufrechterhalten wird. Armes Phosphat! Es kann nicht durch den Urin flüchten und es wird ihm nicht gestattet, sich im Blut aufzuhalten. Es gibt keine andere Wahl: Das Gewebe muss wieder etwas aufnehmen. Die Knochen sind die besten Orte, um es zu verstauen, aber irgendwann können sie nichts mehr aufnehmen. Muskeln und Sehnen müssen jetzt weiterhelfen, was sie auch tun. Anorganisches Phosphat wird wieder in alle Körperzellen zurücktransportiert. Wenn jedoch ein bestimmter Überschuss erreicht ist, verlangsamt dieser die Generatoren, und die Energieherstellung wird gestört. Wie wir bereits wissen, tritt zu diesem Zeitpunkt Wasser in die Zellen ein, um die Konzentration von Phosphat und seinem Reisegefährten Kalzium zu verdünnen. Es kommt zu Schwellungen. Die Verhärtungen und Verkrampfungen der Fibromyalgie erscheinen und die ganze Sequenz, die ich bereits beschrieben habe, ist in voller Fahrt".

Die beschriebene Produktion von Energie führt, wie Dr. Amand darlegte, zur Krankheit Fibromyalgie. Ein ähnlicher Prozess der Zwischenlagerung von Phosphaten geschieht aber auch während der Ausschwemmungsphasen innerhalb der Guaifenesintherapie. Das Guaifenesin hilft zwar den Gendefekt auszugleichen, doch die Nieren können trotzdem nur begrenzt ausscheiden. Wenn die Menge ausgeschwemmter Phosphate die Ausscheidungsmenge der Nieren überschreitet, dann muss es aus den oben dargestellten Gründen zu einer Zwischenspeicherung der bereits ausgeschwemmten Phosphate kommen. Die Schmerzen und Beschwerden, die dabei entstehen, werden jedoch nicht ständig stärker, sondern werden, je länger die Guaifenesintherapie durchgeführt wurde, nach und nach immer geringer. Das bedeutet, allmählich werden die guten Zeiten immer länger, die schlechten Zeiten werden ständig kürzer.

Krankengeschichten

Meine Fibrogeschichte, von Annett U.

Angefangen hat es in der Kindheit ca. mit 6-7 Jahren mit so genannten Wachstumsschmerzen in den Armen und Beinen. Mit 14-15 Jahren bekam ich unter Belastung wie zum Beispiel: lange Sitzen, Stehen, Laufen immer häufiger Schmerzen im unteren Rücken, später setzte sich das auch im oberen Rücken fort. Ich bekam damals schon Massagen und Atemübungen welche anfangs auch geholfen haben. Mit 17 Jahren bekam ich eine Blasenentzündung, die sich bis zum 32 en Lebensjahr chronifizierte. Ein Urologe verschrieb mir nach so vielen Antibiotika-Behandlungen einen Impfstoff, der wohl bis heute den Krankheitsverlauf gestoppt hat. Was ich immer noch habe, sind eine Reizblase. Ich hatte mit 27 einen Autounfall, die eine Jochbeinfraktur zur Folge hatte. Nach dem Unfall wurden meine Schmerzen im unteren Rücken stärker.

Ich habe angefangen mit leichtem Kraftsport in einem Fitnesscenter. Ich habe außerdem noch Ausdauersport (walken) betrieben um meine Ausdauer zu verbessern. Auch beim Training hatte ich immer wieder unspezifische Schmerzen. Doch nicht nur im unteren Rücken, sondern auch in den Armen und im Halswirbelbereich. Ich ließ die Schmerzen untersuchen, doch der Orthopäde und Allgemeinmediziner fanden nichts. (Wieder KG und Spritzen). 1992 verstarb meine Mutter und es ging mit meiner körperlichen und seelischen Gesundheit bergab. Meine Schmerzen wurden stärker und nun kam auch noch ein halbseitiger Gesichtsschmerz, der nicht mehr weg ging, dazu. Zusätzlich bekam ich Schluckbeschwerden. Ich ging zum Zahnarzt, HNO-Arzt, dann Kieferorthopäden, schließlich zur Schmerzambulanz. Auf Grund der Schmerzen wurden mir gesunde Zähne gezogen. Der Kieferorthopäde verschrieb mir eine Aufbeißschiene und KG. Die Uni - Schmerzambulanz tippte erst auf Trigeminusneuralgie und spritzte mir ein Opiat, worauf ich so heftig reagierte, dass ich es nie wieder bekam. Denn ich hatte davon Kreislaufprobleme (Kollaps) bekommen. Dann wurde doch keine Trigeminusneuralgie diagnostiziert, sondern atypischer Gesichtsschmerz. Ich bekam ein Tenzgerät und Psychotherapie, lehnte allerdings die Behandlung mit einem Antidepressivum ab. Wegen der Schluckbeschwerden hatte ein HNO - Arzt einen Glomustumor diagnostiziert und schickte mich sofort in die UNI - Klinik. Nach vielen Untersuchungen wurden mir zwei Lymphknoten im Hals operativ entfernt. Klasse, aber die Symptome welche ich hatte, waren immer noch da. Nun wieder zum Neurologen, der sagte dann, es sei alles psychisch. Öfters bekam ich nun auch Migräne und Schmerzen, die im Körper wanderten. 1992 der Zusammenbruch.

Ich hatte starken Drehschwindel mit Tinnitus. Ein HNO - Arzt, Neurologe, Internist, eine Kernspintomografie und Angeografie ergaben in der Diagnostik nichts. Ein Psychiater, den ich aufsuchte, untersuchte mich und sagte es sei alles psychisch, verschrieb mir ein Neuroleptikum und war dadurch erstmal sediert. Meine Schmerzen in der linken Hüfte und manchmal auch in der gesamten linken Körperhälfte wurden immer stärker und gingen nicht mehr weg. Ich hatte mittlerweile auch Schlafstörungen, Depressionen und so starke Ängste entwickelt, dass ich mich immer mehr zurückzog. Das Arbeiten fiel mir immer schwerer, weil ich keine Kraft mehr hatte und niemand mir meine Schmerzen abnahm oder mir glaubte, dass ich Schmerzen habe. Jetzt bekam ich auch noch Schmerzen im Darm und im gesamten Genitalbereich, worunter auch meine Libido leidet. Ich ging zum Gynäkologen und Proktologen, doch auch da kein Befund. Zäpfchen und Spritzen sollten die Symptomatik lindern. Das alles half aber auch nicht wirklich. 1999 ging dann gar nichts mehr. Ich hatte Urlaub und von dem Zeitpunkt an hat meine Arztkarriere ihren Höhepunkt er-

reicht. Eine Angstneurose und starke Depression, dazu nur noch 40 kg Körpergewicht wollte kein Arzt mehr verantworten. Und eine Psychologin überwies mich in eine psychiatrische Einrichtung.
Dort wurde wieder eine gründliche Ermittlung meines gesundheitlichen Zustandes gemacht. In der Einrichtung sagte man mir, dass die Schmerzen von der Bandscheibe kämen. Die anderen Symptome seien alle auf meine schlechte psychische Verfassung zurückzuführen.
Medikamentös wurde ich mit Johanniskrautpräparaten behandelt. Nach meinem Klinikaufenthalt machte ich eine vier jährige ambulante Psychotherapie. Meiner Seele hat diese Therapie sehr gut getan. Meine Schmerzen im Körper wurden jedoch mehr. Wieder ging ich zum Orthopäden, Diagnose: der Steiß sei zu lang und man könne diesen operativ kürzen, Gott sei dank lehnte ich diese Behandlung ab. Der nächste Orthopäde diagnostizierte Bandscheibenvorfall. Ich musste diese Diagnose erstmal verarbeiten und bekam KG und Akupunktur. Doch auch der Erfolg einer Besserung blieb natürlich aus. Ich zog in eine andere Stadt und suchte mir wieder einen Orthopäden, weil die Schmerzen ja trotz aller Behandlung nicht weg waren. Die Diagnose hier: Schleimbeutelentzündung an den Trochantern. Ich bekam daraufhin eine Stoßwellentherapie, die mir mehr schadete, als eine Besserung herbeizuführen. War wohl die falsche Behandlung, die ich noch selbst bezahlen musste, so wie viele andere Anwendungen auch. Der Arzt jedoch meinte, der Schleimbeutel sei gereizt, weil die Sehnen zu kurz seien. Ich wurde dann in eine Klinik überwiesen. In der Klinik sollte dann eine Verlängerung der Trochantersehnen durch eine so genannte Fensterung vorgenommen werden, welche dann eine Schmerzfreiheit zufolge haben sollte. Der Arzt in der Klinik jedoch war über die Diagnose und den Behandlungsansatz entsetzt und riet mir von einer solchen OP ab und diagnostizierte auf Verdacht einen Weichteilrheumatismus, bei welcher eine OP eh nicht indiziert ist. In

der Klinik hatte ich dann verschiedene therapeutische Maßnahmen:

- Akupunktur
- Pflanzliche Präparate
- Stromanwendung
- KG
- Magnetfeldtherapie
- Traumeel - Injektionen an den Trochantern , aber keine Kortisonbehandlung (freu), denn diese hatte ich in der Vergangenheit schon zur Genüge bekommen.

Auch diese therapeutischen Maßnahmen brachten nicht die gewünschten Erfolge, keine Schmerzlinderung, bzw. leichte Schmerzlinderungen. Der Arzt, bei dem ich diese therapeutischen Maßnahmen gemacht hatte, gab als erster Arzt zu, dass er mit seiner Diagnose unsicher sei. Somit war dies der erste Arzt, der meiner Krankheitssymptomatik glauben schenkte. Ich wusste immer noch nicht, was der Grund meiner Schmerzen war und suchte weiter. Dann entdeckte ich durch Zufall im Internet das Buch von Professor Bauer, Fibromyalgie, welches ich mir dann gleich gekauft habe. Nachdem ich das Buch erhalten und darin gelesen hatte, fühlte ich mich zum ersten Mal richtig verstanden und ich bekam endlich Antworten über meine jahrelange Schmerzodyssee. Ich ging zu einem Rheumatologen, der dann tatsächlich Fibromyalgie feststellte und mir ein Antidepressivum verschrieb. Das verschriebene Medikament bekam mir gar nicht und ich musste dies wieder absetzen. Ich habe dann ein anderes Medikament ausprobiert, welches aber auch nichts gebracht hatte. Ich hatte mich schon vorab im Internet mit Betroffenen unterhalten und wie es denn denen ergangen ist, die sich von Professor Bauer operieren ließen. Ich entschloss mich nun, mich von Professor Bauer operieren zu lassen. Also bin ich nach München und Professor Bauer untersuchte mich erstmal um festzustellen, ob es sich wirk-

lich um FMS handelt. Die Diagnose war eindeutig und ich wurde am nächsten Tag operiert. Leider bezahlte die Krankenkasse diese OP nicht. Nun sind sechs Monate vergangen und ich kann immer noch keine Besserung verspüren, hoffentlich gehöre ich nicht zu denen, wo mehrere OP' s notwendig sind, um Schmerzfreiheit zu erlangen.
Meine Hoffnung: Die Behandlung mit Guaifenesin, nach der Behandlungsmethode von Dr. Armand.

Annett U.

Ich leide unter Fibromyalgie,

Krankengeschichte von Ursula F.

Endlich haben diese entsetzlichen Schmerzen, die mir nach und nach jede Lebensfreude genommen und meine Lebensqualität auf ein Minimum heruntergeschraubt haben, einen Namen - FIBROMYALGIE! Vor 28 Jahren begannen diese Schmerzen im linken Arm, ich hatte das Gefühl, als ob mir jemand ganz langsam das Fleisch von den Knochen reißen würde, diese Schmerzen dauerten damals mehrere Tage. Und sie kamen immer wieder und immer öfter und beschränkten sich nicht nur auf die Arme, nein die Beine, der ganze Rücken, die Schultern, der Nacken, die Füße, die Hände, alles war eines Tages von diesen grausamen Schmerzen befallen. Anfangs kamen die Schmerzen nur bei großer körperlicher Belastung, später auch bei geringfügiger Belastung und in den letzten Jahren sind diese Schmerzen zu einem bösen Bestandteil meines Lebens geworden. Die Muskelverspannungen sind derart groß und stark, dass ich immer mit hochgezogenen Schultern und Beinen auf meinem Platz sitze. Durch die dauernde Anspannung, gegen die ich einfach nichts machen kann, bin ich grenzenlos müde, ich fühle mich, als ob ich Schwerstarbeit leisten würde, dabei kann ich nicht einmal mehr meine Hausarbeit alleine verrichten. Als neueste Belastung kommt ein innerliches unaufhörliches Zittern dazu. Da ich von meinem Hausarzt keine Hilfe bekam - außer ein paar Mittelchen zum Einreiben - ging ich zu einem Heilpraktiker, der mich schon während der Augendiagnostik fragte: „Haben Sie überhaupt noch Freude am Leben ?" Und ich musste ihm schon damals, das war vor mindestens 15 Jahren sagen „Nein". Damals erfuhr ich bereits, dass ich hochgradig Rheuma habe, doch mein Hausarzt und auch später noch viele Ärzte, leugneten dies einfach. Ich war bei so vielen Ärzten, auch Orthopäden, jeder bestritt die Diagnose „Rheuma". Sobald ich bei einem Augendiagnostiker war, bekam ich wieder gesagt, Sie haben

Rheuma, und wenn ich Medikamente dagegen bekam, verspürte ich immer für einige Zeit Erleichterung. Ich habe Schmerzen im Bereich der Muskulatur, der Sehnenansätze und der Gelenkbänder an Rücken und Extremitäten. Ich habe schlimme Steifigkeit , (besonders morgens brauche ich eine ganze Stunde, bis ich ohne Stütze gehen kann) und schnelle allgemeine Ermüdbarkeit. Ich habe Kopfschmerzen und Schlafstörungen - seit Jahren kann ich schon nicht mehr richtig schlafen, der Schlaf ist ganz oberflächlich, das geringste Geräusch weckt mich auf. Da auch umfassende Labor - und Röntgenuntersuchungen keinen krankhaften Befund ergaben, begann schon vor vielen Jahren für mich eine Odyssee von Arzt zu Arzt, von einer erfolglosen Therapie zur nächsten. Alle Behandlungen wie Massage, Krankengymnastik, Akupunktur, Akupressur, Reflexzonenmassage, Lymphdrainage, sowie homöopathische Behandlungen, konnten mir keine Besserung oder wenigstens Linderung bringen, da mein Leiden eben einfach nicht erkannt wurde. Auch Alternativmedizin und - Behandlungen, die ich immer selbst bezahlen musste, brachte mir keine längerfristige Besserung. Bei mir sind diese Schmerzen sämtlicher Weichteile so stark, - in den vergangenen Wochen kamen noch schwerste schmerzhafte Verspannungen der Hüften dazu - dass ich nur noch mit großer Mühe Treppen steigen kann; Hausarbeiten wie Fenster putzen, Wäsche aufhängen, Staub saugen, selbst Kartoffeln schälen usw. muss schon seit Jahren mein Mann erledigen. Beim Autofahren schmerzen meine Arme so stark, dass ich sie kaum noch zum Lenkrad ausstrecken kann, nach einiger Zeit schwellen die Hände an und die kleinen Finger werden pelzig. Auch bei Tag und Nacht sind meine Finger, Hände, Arme, Zehen und Füße oft stundenlang "pelzig", so dass ich nicht zugreifen oder auftreten kann. Wir besitzen ein Reihenhaus, doch wir müssen uns über kurz oder lang nach einer Wohnung umsehen, da ich die Treppen nicht mehr bewältigen kann. Dass ich die vierstündige Bürozeit, trotz dieser Schmerzen - schon nach kurzer Zeit werden mein oberer Rücken mit Schultern und Nacken erst von einem eisigen Prickeln und anschließend von solchen Schmerzen befallen, dass mir übel wird - täglich überstehe, grenzt an ein Wunder. Oft würde ich am liebsten laut schreien, schreien, schreien vor lauter Schmerzen. Dass meine 28-jährige verzweifelte Suche nach Antwort - kein Arzt konnte meine schrecklichen Schmerzen einordnen, da sich weder bei Blut - noch Röntgenuntersuchungen Veränderungen zeigen ein Ende hat, habe ich Dr. ....zu verdanken. Von ihm hörte ich erstmals das Wort „Fibromyalgie "und er überwies mich an die Rheumatologin Frau Dr..., die mich gründlichst untersuchte und nach Abtasten aller druckschmerzhaften Punkte und aller bei Fibromyalgie bestehenden Kontrollpunkte eindeutig Fibromyalgie feststellte. Bei Dr. ... Bin ich seit über ein Jahr in Behandlung - ursprünglich wegen meiner verheerenden Migräneanfälle gegen die ich zuvor nirgendwo (ich wurde zum HNO-Arzt, zum Augenarzt, zum Neurologen usw. überwiesen) Hilfe gefunden hatte, und die zeitweise wöchentlich auftraten, so dass ich an meiner Arbeitsstelle bereits Schwierigkeiten bekommen hatte, da ich so oft zwei Tage fehlen musste. Inzwischen weiß ich, dass diese Art Migräne typisch ist für Fibromyalgie-Patienten. Frau Dr. ... riet mir ganz dringend, eine Erwerbsunfähigkeitsrente zu beantragen. Aus ihrer Sicht wäre diese Rente längst fällig, da ich in keiner Weise mehr belastbar bin. Ich bedanke mich dafür, dass Sie sich die Zeit genommen haben, um diese drei Seiten durchzulesen.

Ursula F.

FMS - KRANKENGESCHICHTE

von JUTTA BÜHNE, geb. am 10.12.1967

Um bei den vielen Symptomen der Fibromyalgie das Ganze einigermassen übersichtlich zu halten, werde ich die einzelnen Symptomgruppen getrennt beschreiben:
Wie alles begann, wie es sich entwickelte und wie es jetzt, aktuell, unter der Behandlung mit GUAIFENESIN ist.

ZENTRALES NERVENSYSTEM

Wenn ich zurückdenke, litt ich bereits während meiner Ausbildung zur Krankenschwester (1991-1994) unter Stimmungsschwankungen. Damals dachte ich, es wären zyklusbedingte Hormonschwankungen, da ich auch Zeiten hatte, in denen es mir psychisch wirklich gut ging. JOHANNISKRAUTKAPSELN halfen eine Weile. An Erschöpfung kann ich mich nach dem Examen (ab September 94) bereits an meiner ersten Arbeitsstelle erinnern. Teilweise war ich so fertig, dass ich auf dem Heimweg anhalten und erstmal schlafen musste, weil das Autofahren zu gefährlich war. Und nach Feierabend lag ich nur noch auf dem Sofa und schaffte es gerade noch, das Notwendige zu erledigen. Aber die Erschöpfung und Depressionen nahmen im Laufe der Zeit immer mehr zu, dazu kamen Lustlosigkeit und Antriebsschwäche. Irgendwann gab es dann keine guten Phasen mehr, und im Winter 2000/2001 war ich in einem so tiefen „Loch", dass ich wirklich lebensmüde war und so nicht mehr weiterleben wollte. (Eigentlich war ich mit meinem Leben so ganz zufrieden und konnte mir überhaupt nicht erklären, warum ich so depressiv war.) Ich bin dann im April 2001 zu meinem Hausarzt gegangen und habe mir ein Antidepressivum (FLUXET 20mg) verschreiben lassen. Als das Medikament zu wirken begann, ging es mir wieder insofern besser, dass ich wieder Freude am Leben hatte. Im Juli 2001 begannen dann die Störungen von Konzentration und Erinnerung. Ausserdem war ich ständig sehr müde und hatte von da an auch Schlafstörungen. (Es wechselten Phasen mit viel Schlaf, der aber nicht erholsam war, mit Nächten, wo ich hellwach war und gar nicht schlafen konnte. Danach kam regelmäßig eine Phase, wo ich mehrere Nächte nur wenige Stunden schlafen konnte und zwischendurch immer wieder wach wurde. Außerdem hatte ich ständig schlimme Alpträume, was ich von früher her überhaupt nicht kannte - zuvor war der Schlaf tief und traumlos gewesen.) Für kurze Zeit habe ich SAROTEN 10mg zur Nacht eingenommen, aber der einzige Effekt war eine sehr unangenehme Mundtrockenheit; für den Schlaf und gegen die Alpträume brachte es keinen Erfolg. Deshalb habe ich es dann wieder abgesetzt. Ich habe dann bis zum April 2003 weitergearbeitet, solange, bis ich dermaßen erschöpft war, dass der „Akku" einfach leer war und ich kräftemäßig am Ende war. Von den „Blackouts" her konnte ich dann auch der Verantwortung an der Arbeit nicht mehr gerecht werden. Es war direkt angsteinflößend!! Mir sind z.B. Dinge nicht mehr eingefallen, die ich eigentlich wusste. Ich konnte nicht mehr sicher sein, was ich erledigt hatte und was nicht. Alles war so „im Nebel", dass ich auch nicht mehr richtig reagieren konnte und Sachen vergessen habe. (Ich habe gedacht: So muss sich jemand mit Alzheimer zu Beginn seiner Erkrankung fühlen!! Wenn man merkt: Mein Kopf lässt mich im Stich, und ich bin nicht mehr ich selbst.) Auch als ich dann krankgeschrieben und zu Hause war, ist es weiter schlechter geworden. Die Belastbarkeit wurde immer geringer.. Schließlich konnte ich noch insgesamt ca. zwei Stunden pro Tag etwas tun, aber selbst die „normalen" Dinge (z.B. Kochen und Duschen) waren dermaßen anstrengend, dass ich mich danach erstmal hinlegen musste. Das Autofahren habe ich auf das Allernötigste beschränkt, weil es wegen der Müdigkeit und der fehlenden Konzentration einfach viel zu gefährlich war. Im Juli 2003 habe ich dann von der Therapie mit GUAIFENESIN erfahren und gleich damit begonnen. Im September 2003 hatte ich dann die für mich richtige Dosis (3000mg) erreicht, und nach den Phasen zu Beginn mit einer Verschlechterung aller Symptome ging es stufenweise wieder aufwärts. Heute, im Juni 2004, habe ich wieder einen „klaren Kopf“, kann mich problemlos konzentrieren und fühle mich beinahe wieder wie früher, bevor die Beschwerden begannen. Der Schlaf ist wieder erholsam und ohne Alpträume. Auch längere Autofahrten mache ich wieder gerne, ohne dass es mich übermäßig anstrengt. Ich bin zwar teilweise noch etwas erschöpft und brauche dann viel Schlaf, aber im Vergleich zu dem, wie es schon war, zählt das beinahe nicht! Körperlich bin ich wieder wesentlich belastbarer; psychisch hinkt es noch etwas hinterher. Aber das macht mir keine Sorgen, da ich weiß, dass die ältesten Symptome am längsten brauchen, bis sie komplett verschwinden. Generell habe ich aber schon viel mehr Energie und dadurch Freude an ganz normalen Dingen, die vorher nur anstrengend waren. FLUXET 20mg möchte ich die nächsten Monate noch weiternehmen und dann absetzen, wenn ich psychisch ganz stabil bin. (NACHSATZ: Das hat geklappt und die Einnahme wurde Ende 2004 ausgeschlichen und beendet.)

MUSKULOSKELETT

Nennenswerte Probleme gab es nicht, bis ich im Februar 2001 durch einen Autounfall ein HWS-Schleudertrauma bekam. Nach einigen Wochen Krankengymnastik hatte ich jedoch kaum noch Beschwerden. Im Juli 2001 dann begannen erneut plötzlich Schmerzen; zunächst im Hals- und Schulterbereich, dann aber in sämtlichen Gelenken. Damit ich überhaupt arbeiten konnte, nahm ich PARACETAMOL 500mg- Tbl. und VIOXX 25mg-Tbl. erst bedarfsweise, dann ständig ein. Da VIOXX zu schwach war, stellte ich nach kurzer Zeit auf CELEBREX 200mg-Tbl. um. Bis zum Januar 2002 hatte ich dann brennende Schmerzen am ganzen Körper, wobei die besonders schmerzhaften Regionen von Tag zu Tag wechselten. In der Rheumaambulanz in Tü-

bingen wurde mir die Diagnose FIBROMYALGIESYNDROM gestellt. Ich war dann sechs Wochen krankgeschrieben, und es wurde mit TRAMAL RETARD begonnen; zu Beginn 200mg/ Tag. Doch die Schmerzen nahmen ständig zu; im Sommer 2002 habe ich auf 300mg täglich erhöht, und im Herbst 2002 war ich dann bei der Maximaldosis (400mg/Tag) angelangt, dazu noch 2g PARACETAMOL pro Tag. Die Schmerzen waren damit nur so gelindert, dass sie erträglich waren. Ich hatte zeitweise so starke Verspannungen in der rechten Hüfte, dass ich beim Laufen gehinkt habe. Die Kaumuskulatur war manchmal so angespannt, dass das Essen und Schlucken sehr schmerzhaft war. Dazu kam noch ein Kraftverlust in den Händen. (An der Arbeit merkte ich das daran, dass ich für alle möglichen Dinge Klemmen zur Hilfe nehmen musste. Daheim z.B. brauchte ich einen Spezialdosenöffner. Beim Cellospielen konnte ich irgendwann dann den Bogen nicht mehr halten und nicht mehr richtig greifen.) Nach dem Beginn mit GUAIFENESIN im Juli 2003 und der richtigen Dosis ab September 2003 hatte ich ca. 6 Wochen lang (mit kurzen besseren Stunden dazwischen) fast unerträgliche Schmerzen. Danach ging es Schritt für Schritt, mit schlechteren Phasen dazwischen, aufwärts. Ab Oktober 2003 habe ich das TRAMAL ausgeschlichen und dann beendet, und im November 2003 auch das PARACETAMOL abgesetzt.
Heute, im Juni 2004, bin ich überwiegend schmerzfrei bis auf kürzere Phasen (Stunden/ Tage) mit leichteren, örtlich begrenzten Beschwerden (z.B. nur am Knöchel oder Rücken). Aber diese Schmerzen sind so leicht, dass ich nicht mehr zuordnen kann, ob sie ganz „normal“ durch körperliche Belastung oder aber noch im Umkehrprozess durch die Therapie bedingt sind. Die Kraft in den Händen ist zwar noch nicht so wie früher, aber bereits um einiges besser. Das merke ich ganz deutlich im Haushalt und am Arbeitsplatz (ich brauch keine Hilfsmittel mehr) und auch beim Cello-

spielen! (NACHTRAG: Inzwischen bin ich komplett beschwerdefrei, und die Kraft ist wieder voll da.)

MAGEN-/ DARMTRAKT

Im Jahre 1999 etwa, soweit ich mich zurückerinnern kann, Beginn von Magenschmerzen mit Sodbrennen, Krämpfen, Völlegefühl und Appetitmangel. Außerdem ständige wässrige Durchfälle (unterbrochen durch kurze Phasen mit Verstopfung), starke Blähungen und schmerzhafte Darmkoliken. Diese waren von Übelkeit und Kreislaufstörungen begleitet. Im November und Dezember 1999 war ich dann krankgeschrieben wegen körperlicher Schwäche, bedingt durch Gewichtsverlust bei starkem Appetitmangel. Zusatzernährung mit FRESUBIN-TRINKNAHRUNG half etwas. Im Oktober 2000 ließ ich dann eine Magen- und Darmspiegelung machen zur Abklärung, doch alles war ohne Befund. Im Frühjahr hatte ich dann erneut Probleme mit Gewichtsabnahme und Schwäche; der Behandlungsversuch mit einem Neuroleptikum (RISPERDAL) zum Appetitsteigern war erfolglos, aber die Nebenwirkungen erheblich. Deshalb wurde es bald wieder abgesetzt. Nach dem Beginn mit GUAIFENESIN vom September bis Dezember 2003 mehrere Phasen mit starken Darmkrämpfen und viel wässrigem Durchfall, Völlegefühl, Übelkeit und Widerwillen gegen das Essen. Heute, im Juni 2004, habe ich keine Magenbeschwerden mehr. In den leicht depressiven Phasen ist der Appetit noch nicht so gut. Der Stuhlgang ist teilweise bereits wieder normal, teils habe ich noch leichte Durchfälle, aber kaum noch Blähungen und keine Darmkoliken mehr.
(NACHTRAG: Inzwischen bin ich komplett symptomfrei.)

UROGENITAL-TRAKT

Von Beginn der Pubertät (ab ca. 1981) an hatte ich eine stark schmerzhafte Regelblutung, wobei die Beschwerden im Laufe der Jahre ständig zunahmen. (Prämenstruelles Syndrom mit Schmerzen schon tagelang vor dem Menstruationsbeginn

und wehenartige Krämpfe bei sehr schwacher Blutung.) Ab ca. 1988 war dies nur noch unter Schmerzmitteln (NAPROXEN-TBL) erträglich. Bis zum September 2002 hatten die Symptome so zugenommen, dass die Schmerzen übermäßig stark wurden. Ähnlich einem akuten Abdomen hatte ich einen aufgetriebenen, brettharten Bauch, so dass ich nicht mehr gerade aufgerichtet laufen konnte. Zu diesem Zeitpunkt nahm ich ja sowieso schon regelmäßig TRAMAL und PARACETAMOL in der Höchstdosis ein! Ich ließ mir also eine Bauchspiegelung machen, aber außer leichten Verwachsungen war nichts zu sehen. Darauf begann ich therapeutisch im Oktober 2002 mit STEDIRIL-TBL(der sogenannten „Mini-Pille"), was eine Linderung der Symptome brachte.
Nach Beginn der Therapie mit GUAIFENESIN im Juli 2003 traten zunächst eine Verstärkung aller vorhandenen Symptome sowie neue Beschwerden auf: Das Vulva-Schmerz-Syndrom, d.h. in meinem Fall Scheidenkrämpfe, Reizung der Schamlippen und starker Juckreiz, ohne Vorliegen einer Pilzinfektion, außerdem stark riechender Ausfluss. (Selbst das Sitzen war manchmal schlecht möglich, und auch die Unterwäsche nur schwer zu ertragen.) Des Weiteren war auch die Blase betroffen: Stechender Uringeruch bei häufiger Blasenentzündung, Blasenkrämpfe und Störungen der Blasenentleerung, (d.h. kein Gefühl dafür, wann die Blase voll war, und teilweise Spasmen der Schließmuskulatur, so dass ich zum Wasserlassen pressen musste.)
Im Februar 2004 habe ich dann das STEDIRIL abgesetzt, da die Menstruationsbeschwerden bereits deutlich besser wurden. Heute, im Juni 2004, sind die Menstruationsbeschwerden nur noch so leicht, dass sie gut ohne Schmerzmittel erträglich sind. Die neu aufgetretenen Symptome sind wieder komplett verschwunden. Nur die Ausscheidungen (Urin und Ausfluss) riechen in schlechteren Phasen noch streng, vermutlich durch die dann vermehrte Phosphatausscheidung.

HAUT

Abgesehen von der Schuppenflechte, die 1985 erstmalig auftrat, hatte ich früher keine Probleme. (Von der Schuppenflechte waren immer nur kleine Hautpartien betroffen, und das auch nur unter Stressbelastung und begrenzte Zeit.) Im Juni 2001 dann, parallel zu der generellen Schmerzentwicklung, begann auch die Haut zu brennen, zu jucken und zu kribbeln, schmerzte und wurde sehr berührungsempfindlich. (Selbst die Kleidung oder eine leichte Bettdecke waren ein Problem).

Unter der Therapie mit GUAIFENESIN trat zunächst eine Verschlechterung der vorhandenen Symptome ein, außerdem zeigte sich neu eine Akne sowie ein stark juckendes, schmerzendes Analekzem. Heute, im Juni 2004, sind die neuen Symptome wieder komplett verschwunden. Die Haut ist nur noch in bestimmten Bereichen berührungsempfindlicher, jedoch nur auf Druck. (Das sind dann solche Bereiche, in denen in der darunterliegenden Muskulatur noch deutliche Verhärtungen durch die Phosphatablagerungen tastbar sind.) Die Schuppenflechte zeigt sich momentan etwas im Gesicht, wahrscheinlich stressbedingt durch den Wiedereinstieg ins Arbeitsleben nach der langen Zeit zu Hause.

SONSTIGE SYMPTOME

Bereits als Kind litt ich häufig unter Migräne mit einer Aura aus Augenflimmern und Wahrnehmungsstörungen; während der Migräneattacken begleitet von starken Kopfschmerzen, einer hohen Empfindlichkeit auf Licht und Geräusche sowie Übelkeit. Manchmal war monatelang nichts, und dann traten unter Belastung wieder gehäuft Migräneanfälle auf. Seit dem Jahr 2000 hatte ich wieder vermehrt Migräne, und der mehrfache Versuch, einen Computerkurs zu absolvieren, erwies sich jedes Mal als Auslöser dafür. Nachdem ich im Februar 2001 das HWS-Schleudertrauma hatte, kamen noch häufige Spannungskopfschmerzen dazu. Ab dem Sommer

2001 entwickelte ich dann noch weitere unspezifische Symptome: Gleichgewichtsstörungen, Beinkrämpfe (besonders morgens beim Aufwachen), außerdem immer wieder Zittern der Hände (durch Erschöpfung und Schmerzen bedingt). Ich hatte des Weiteren ständig eine verstopfte Nase, war geruchsempfindlich und hatte teilweise eine unnormale Geschmackswahrnehmung. Obwohl ich immer wieder kleine Mahlzeiten aß, hatte ich manchmal Heisshungerattacken mit niedrigen Blutzuckerwerten und Kreislaufproblemen. Nach dem Behandlungsbeginn mit GUAIFENESIN verstärkten sich die oben beschriebenen Symptome zunächst; vor allem die Migräneanfälle und Spannungskopfschmerzen waren sehr gehäuft und teils schwer erträglich. Jetzt, im Juni 2004, sind diese Beschwerden größtenteils verschwunden. Die Heißhungerattacken treten nicht mehr auf, das Essen schmeckt wieder normal und die Nase ist frei. Auch von den sonstigen Beschwerden ist nicht mehr viel übriggeblieben. Das Arbeiten am PC ist problemlos möglich, ohne Migräneattacken.

BERUFLICHER VERLAUF

Sommer 2001: Eine neue Stelle angetreten, zeitgleich (noch während der Probezeit) zügige Entwicklung vieler Symptome. Januar 2002: Diagnosestellung; krankgeschrieben, danach Wiedereingliederung. Arbeitsvertrag auf 75% reduziert, keine Nachtwache mehr. Schon damals wurde mir vom Betriebsärztlichen Dienst gesagt, dass ich mit dieser Krankheit in meinem Beruf sicher nicht mehr lange arbeiten könne! November 2002: Rehabilitation in einer Klinik, die u.a. auf Fibromyalgie spezialisiert war. Die Kur brachte keine Besserung, ich war im Gegenteil hinterher „urlaubsreif“. Ich hatte sie vor allem deshalb gemacht, weil ich gehört hatte, dass dies die Voraussetzung für einen Antrag auf Umschulung wäre. Januar 2003: Gespräch mit meiner Pflegedienstleitung wegen einer Versetzung auf eine leichtere Stelle, war aber nicht möglich. Februar 2003: Antrag auf

Umschulung gestellt. Mai 2003: Genehmigung, doch zu diesem Zeitpunkt ging es mir schon so schlecht, dass ich eigentlich dazu gar nicht mehr in der Lage war. August/Sept. 2003: Arbeitserprobung von der BFA aus. (Eine echte Quälerei für mich, die nur mit viel Willenskraft durchzustehen war!! Die Beurteilung der BFA: Ich sei acht Stunden belastbar und könne gleich mit einer Umschulung beginnen. Ich habe dem natürlich widersprochen, weil es schlicht utopisch war. Daraufhin wurde ich gefragt, wie ich mir denn meine finanzielle Zukunft vorstellen würde? Ein Rentenantrag von mir würde sowieso abgelehnt, dafür wäre ich noch viel zu jung!) Oktober 2003: Die BFA wollte definitiv wissen, ob ich noch in dem Jahr zu einer Umschulung bereit wäre. Darauf musste ich ablehnen, und da ich ja „ kein Interesse an einer Maßnahme“ hatte, wurde der Fall abgeschlossen. April 2004: Nach sechs Monaten mit der richtigen Dosis GUAIFENESIN Wiedereingliederung in meinem alten Arbeitsbereich, der hämatologischen Intensivstation für Knochenmarkstransplantation!! Beginn zunächst mit vier Stunden täglich, im Mai dann Steigerung auf sechs Stunden pro Tag. Juni 2004: Wiedereingliederung erfolgreich abgeschlossen. Ich kann wieder eine normale Schicht arbeiten (bei einem Arbeitsumfang von 75%) und fühle mich dabei so, als wäre ich gar nicht weggewesen!! In die Arbeitsroutine habe ich mich erstaunlich gut wieder eingelebt.

ICH HABE MEINE KRANKENGESCHICHTE UND DEN ERFOLG MIT GUAIFENESIN EINFACH DESHALB SO DETAILLIERT BESCHRIEBEN, UM ANDEREN BETROFFENEN MUT ZU MACHEN!!
AUßER MIR HABEN SCHON VIELE ANDERE MIT ERFOLG DIESE BEHANDLUNG ANGEWANDT!!

Meine Adresse:Jutta Bühne E-Mail : Jutta.Buehne@gmx.de

Krankengeschichte der Autorin

Ich leide seit der Kindheit an Fibromyalgie. Damals nannte man natürlich die Schmerzen einfach Rheuma ohne Laborbefund. Die starken Kopfschmerzen und meine Schlafstörungen, unter denen ich seit dem 10. Lebensjahr leide, bezeichnete man als entwicklungsbedingt. Die starken Fußprobleme entstanden durch schlechtes Schuhwerk. Die häufigen Mittelohrprobleme, viermalige Vereiterungen mit Eiterdurchbruch durch das Trommelfell, Schwerhörigkeit, Entzündungen und die extrem starke Erkrankung an Masern passierten eben manchmal bei manchen Kindern. Es kam niemand darauf, dass das Immunsystem durch einen Gendeffekt geschwächt sei. Im jugendlichen Alter erstreckten sich die Schmerzen an den Füßen und Beinen auch auf die Hände und Arme. Verdauungsstörungen nannte man meine Beschwerden im Magen - Darmtrakt. Mit 18 Jahren bekam ich vermehrte Durchblutungsstörungen, die medikamentös behandelt werden mussten. Ich habe dann mit 20 Jahren geheiratet. Als ich schwanger wurde, erbrach ich mich bis zum 5. Monat bis zu 50 mal am Tag, dann wurde eine dreiwöchige Behandlung eingeleitet, die mir als Abschluss ein wunderschönes (Gegenteil) Nesselfieber bescherte. Ich war aber auch gegen weitere Medis und Leitungswasser allergisch. Aber die Brechattacken verringerten sich zumindest auf nur noch 20 Mal Erbrechen pro Tag. Doch das Ergebnis dieser Quälerei war ein Siebenmonatskind. Leider hat mir mein Magen die viele Brecherei übel genommen. Eine akute Magenschleimhautentzündung geht in eine chronische über, die sich über drei Jahre jeder Therapie widersetzt ;Gewichtsabnahme bis zu fünfundzwanzig kg unter dem Normalgewicht. Mit 22 Jahren kam es zum Ausbruch der schweren Krankheit „Morbus Menière", einer Erkrankung des Gleichgewichtsorgans, die mich anfallartig immer wieder völlig erschöpft zum Liegen zwingt und erst im Alter von sechzig Jahren schwächer wird. Auch Sehnen-

scheidenentzündungen plagten mich häufig wiederkehrend. Immer häufiger akute Nasenebenhöhlenentzündungen machten wiederholten Antibiotikaeinsatz nötig. Kein Wunder, dass sich allmählich auch leichte depressive Verstimmungen einstellten. Besonders dann, wenn es hieß: Du hast auch dauernd etwas anderes. Noch mehr belasteten mich aber die Aussagen meiner Hausärzte, die sämtliche Beschwerden auf meinen Beruf schoben: „Ach, Sie sind Lehrerin, nun dann sind das, was Sie haben, vegetative Störungen. Da brauchen Sie sich also keine Sorgen zu machen!"
Doch Sorgen machte ich mir sehr, denn ich begann zu grübeln, welche Ursache all diese „Wehwehchen" haben könnten. Natürlich fand ich nicht die wirkliche Ursache, hatte aber allmählich das Gefühl, dass nun auch noch mein Verstand versage, ich allmählich geisteskrank werde. Und ich versuchte immer mehr, meine körperlichen und psychischen Beschwerden zu verbergen. Als sich ärztlicherseits eine dringende Auszeit meiner beruflichen Tätigkeit erforderlich macht, beschließen mein Mann und ich, die Geburt unseres zweiten Kindes als Vorwand zur Kündigung meiner Arbeit zu benutzen. Es wurde ein Achtmonatskind. Erste Anfälle von Migräne mit Aura traten auf, obwohl ich in den Babyjahren und nicht mehr berufstätig war. Ab diesem Zeitraum begann in Verbindung mit dem Morbus Menière zunächst zeitweiliger Tinnitus, später quälten mich ununterbrochen bis zu drei verschiedene Arten von Tinnitus. Noch in der Babypause entstanden unerklärliche Sehstörungen, die mit Brennen und häufigem Tränen der Augen verbunden waren sowie unscharfes, verschwommenes Sehen und Sehen mit Schleier vor den Augen. Augenärztlicherseits hieß der Befund einer Untersuchung wegen dieser Beschwerden "ohne Befund". Nachdem ich auf Anraten einer Arztfrau, die lange unter Magengeschwüren litt, mit dem täglichen Trinken von Leinsamenschleim begann, stellte sich nach etwa drei Jahren eine Besserung der Magenschleimhautentzündung ein. Aber ich bekam keine Ruhe, denn nun

wurde ich von immer wiederkehrenden galleartigen Koliken ohne diagnostizierbare Symptome gequält. Mit 27 Jahren stellten sich erste Beschwerden im Bereich der Wirbelsäule und in der Leistengegend beidseitig ein. Aber dennoch musste ich aus finanziellen Gründen und auch, weil ich meinen Beruf liebte, wieder in den Schuldienst zurückkehren. Allerdings begann ich nun die Wiederaufnahme meiner Lehrertätigkeit in verkürzter Form. Jetzt zeigte sich das geschwächte Immunsystem durch häufige Infekte der oberen Luftwege. Gestattet mir in Stichpunkten weiterzuschreiben:
Rheumatische Schmerzen in Füßen und Händen, ohne Anzeichen dafür im Blutbild. Entfernen der Mandeln mit 38 Jahren. Die rheumatischen Schmerzen verschwinden kurzzeitig, die Infekte, besonders im Hals- und Rachenbereich werden ständig stärker. Dadurch beginnen ganz allmählich einsetzende chronisch funktionelle Störungen der Stimmbänder, so dass mein Unterricht, insbesondere der Musikunterricht stark erschwert wird. Häufige Erschöpfungszustände. Des Nachts beginnen durch Spannungszustände, Restless legs und chronisch verstopfter Nase weitere Störungen des Schlafverlaufs Längere depressive Phasen. Nach sechswöchiger kurmäßiger Stimmtherapie leichte Verbesserung, doch bald abermalige weitere Verschlechterung des bisherigen Befindens. Auf eigenen Wunsch erste Psychotherapie, die nach der Erstuntersuchung als stationäre Therapie fortgesetzt wird. Speziell für meine Stimmprobleme zugeschnittene Intensivtherapie. Anfängliches Abklingen der Depressionen durch die stationäre Behandlung, übrige krankhafte Beschwerden bleiben erhalten. Ich möchte an dieser Stelle die Krankheitssymtome während der nächsten zehn Jahre meiner Ehe auflisten:

Nach erneuter Aufnahme des Schuldienstes abermaliges, noch stärkeres Abrutschen in schwere Depressionen. Häufiges Gefühl des Neben mir Stehens, dem Fibronebel wie ich später erfahre. Orientierungsschwierigkeiten. Mehrma-lige schwere allergische Reaktionen auf Medikamente, die ärztliche Behandlung bzw. Krankenhausaufenthalt notwendig machen. Im Alter von zweiundvierzig Jahren Beginn einer lebenslangen Behandlung mit Antidepressiva . Daraufhin auffällige Verbesserung des gesamten Gesundheitszustandes, wie wieder mehr Energie, Lebensmut, etwas besserer Schlaf. Weiterhin bleiben allerdings vorhanden: Rückenbeschwerden und Beginn von Mittelfußblockierungen, die in späteren Jahren das Tragen von orthopädischem Schuhwerk erforderlich machen. Durch wöchentliche krankengymnastische Übungen gelingt es mir dennoch, die Rückenbeschwerden und auch die zu dieser Zeit festgestellten Schmerzen durch Abnutzungserscheinungen der Hüftknochen im erträglichen Rahmen zu halten. Ein Jahr vor dem Beginn von einem zweijährigen Studium an der Musikhochschule mit Erwerb eines Diploms als Musiklehrerin sowie während zwei weiterer Jahre nach dem Studium gelingt es mir, mit voller Stundenzahl berufstätig zu sein. Danach beginnt mein völliger Zusammenbruch durch die Fibromyalgie und die Zeit von NUR NOCH SCHLECHTEN TAGEN, diese Zeit zieht sich über zehn Jahre hin. Ich hatte zwar zu diesem Zeitraum bereits von der Fibromyalgie gehört und vermutete, an dieser Krankheit zu leiden. Doch einer der seltenen Fachärzte, die es zu jener Zeit für diese Krankheit gab, sagte, die Schmerzpunkte dazu habe ich schon, aber ich sei nicht der Typ für diese Krankheit; (aus unendlicher Hoffnung nun endlich die mich quälende Krankheit gefunden zu haben, war ich sehr euphorisch, und so sicher dem Arzt nicht depressiv genug). Nun begannen also für mich nur noch ununterbrochen sehr schlechte Tage. Als Auslöser sind mehrere starke Belastungen zu nennen: Zeit der Wende mit vielen familiären und beruflichen Veränderungen; schwere lebensgefährliche Erkrankung meines ältesten Sohnes; acht Jahre währende Pflege meiner an Alzheimer erkrankten Mutti in unserem Haushalt bis hin zu

ihrem Ableben bei uns. Folgende neue Krankheiten kommen hinzu: Schwerste migräneartige Schmerzattacken, die mich zwingen, immer häufiger und länger das Bett zu hüten und dem Unterricht fernzubleiben (Die Ursache dieser Kopfschmerzen wird in späteren Jahren im Schlaflabor als Schlafapnoe diagnostiziert und insofern erfolgreich mit Schlafmaske therapiert, dass diese morgendlichen Kopfschmerzen durch die Schlafmaske - also durch eine intensivere Sauerstoffzufuhr stark gelindert wurden, aber in abgeschwächter Form dennoch immer noch auftreten). Natürlich werden diese schwersten Kopfschmerzen ebenfalls wieder auf meine psychischen Probleme geschoben, und wirken sich weiterhin äußerst negativ auf meine Persönlichkeitsstruktur aus. Beginn der extremsten Erschöpfung - keinerlei Erholtsein mehr nach dem nächtlichen Schlaf. Völlig erschlagenes Wachwerden, mein Ausspruch dazu: Ich habe morgens das Gefühl, durch eine Hammermühle gedreht worden zu sein, so stark schmerzt mein gesamter Körper. Akuter Ausbruch von Tennisarmen beidseitig, lässt sich nicht mehr heilen, nur noch schmerzlindernd therapieren. Rückenbeschwerden und Erschöpfung werden so stark, dass ich die wöchentlichen krankengymnastischen Übungen nach zehn Jahren abbrechen muss. Es stellen sich nun in allen vier Extremitäten so starke nächtliche Schmerzen ein, dass ich bedingt durch die Schmerztabletten ein Zwöffingerdarmgeschwür bekomme, welches aber nach Behandlung wieder gut ausheilt. Die nächtlichen sehr starken Schmerzen bleiben, machen ab jetzt den Einsatz von ärztlich verordneten Schlaftabletten Sonata 25 erforderlich.
Seit dieser Zeit humpele ich wegen der starken Schmerzen nachts oft umher, oder weine mich in den Schlaf, und die Erschöpfung schreitet ständig stärker voran. Weitere Symptome: Eine zwei Jahre währende Zuckerkrankheit, die durch Medikamente wieder abklingt, aber es manifestiert sich immer offensichtlicher eine Hypoglykämie. Immer häufiger auftretende Effekte der oberen Luftwege, insbesondere der

Nasennebenhöhlen mit folgendem schmerzhaften Infekt der Harnorgane. Beginn von sehr stark verlaufenden und ärztlicherseits nicht beeinflussbaren Entzündungen im Anal- und Genitalbereich, sowie fast chronisch verlaufende kaum beeinflussbare Entzündungen des Zahnfleisches. Immer wiederkehrender Einsatz von Antibiotika macht sich erforderlich und verschlimmert das vorhandene Krankheitsbild; häufiger Pilzbefall. Erneute achtwöchige stationäre Psychotherapie. Keinerlei Verbesserung aller Symptome - die Gesamterschöpfung wird immer drastischer. In meiner Verzweiflung begebe ich mich in die Behandlung einer Geistheilerin. Das Wunder der allmählichen Rückkehr der völlig verloren gegangenen Kraft und des Lebensmutes beginnt sehr zögerlich. Schließlich begebe ich mich ins rheumatologische Krankenhaus zur Abklärung meiner Schmerzen, auf meinen noch immer vorhandenen Verdacht hin wird Fibromyalgie vermutet und nun auch in der Diagnose bestätigt. Die intensive Schmerztherapie bringt leider nur vierzehn Tage nach dem Krankenhausaufenthalt Linderung aller Beschwerden. Zu den Beschwerden im Anal- und Genitalbereich äußert sich der Chefarzt des Krankenhauses, diese Symptome könne er nirgends zuordnen - 14 Tage später muss ich beim Recherchieren der Krankheit Fibromyalgie innerhalb des Internets erkennen, dass diese Symptome ebenfalls zur Fibromyalgie gehören. Da ich kaum noch die Treppenstufen zu unserer Wohnung hochkomme und so erschöpft bin, dass ich außer Staub wischen, keine häusliche Arbeit mehr verrichten kann und ich selbst nach dem Staubwischen völlig erschöpft das Bett aufsuchen muss, - nach einem Toilettengang ebenfalls nur durch längere absolute Bettruhe der Schmerzen wieder Herr werden kann, nur noch mit Hilfe eines Sitzringes das Sitzen ertrage, - beim Autofahren zu Ärzten Schmierblutung an den örtlichen Entzündungen eintritt, die Leisten so stark schmerzen und geschwollen sind, das ich nur unter sehr starken Schmerzen kurzzeitig laufen kann, die Haut durch die Erschütterung beim Autofahren anschwillt und schmerzt, als würde sie reißen, wegen all der schier unerträglichen Probleme habe ich keinerlei Kraft mehr, meinen Beruf auszuüben. Ich werde nach einem neun monatigen Krankenstand von meiner Krankenkasse aufgefordert, einen Antrag auf Altersrente mit finanziellen Abstrichen einzureichen. Ich fühle mich von den Ärzten und der gesamten Welt alleingelassen. Nur gut, dass meine Familie in all den Jahren der schlimmen Quälerei immer zu mir gestanden hat und mich unterstützt, so gut es eben geht. Aus meiner Ver-zweiflung heraus, beginne ich acht Wochen nach der Dia-gnose Fibromyalgie und der 14 tägigen stationären Schmerztherapie die Guaifenesintherapie nach Dr. Amand. Ich möchte einmal versuchen aufzulisten, was bei mir nach drei Jahren der Guaifenesintherapie schon alles besser geworden ist:

1. Rheumatische Beschwerden in Muskeln und / oder Gelenken. Nur noch selten, aber nie mehr so schlimm, dass ich weinen muss, bzw. Schmerzmedis brauche.
2. Beschwerden an der Wirbelsäule. Die schlimmen wochenlang anhaltenden und schwer beeinflussbaren Rückenschmerzen sind völlig weg, Schmerzen treten nur noch kurzzeitig auf und verschwinden schnell wieder, allerdings muss ich mich noch vor stärkeren Belastungen hüten. Schmerzmedis brauch ich nur noch selten! Aber ohne kontinuiertliche gymnastische Übungen aus dem Bereich der Rückenschule geht es dennoch nicht!
3. Auffällige Erschöpfung. Die Erschöpfung ließ allmählich aber ständig mehr nach! Brauche mich unter Tage nur noch selten hinzulegen.
4. Magen/Galle/Leber – Probleme. Diese Probleme, unter die ich jahrelang extrem zu leiden hatte, treten nur noch ab und an und dann als Lappalie auf

5. Verdauungsprobleme / Darm. Außer unter etwas Hartleibigkeit (Bitterschoko) habe ich normalen Stuhlgang
6. Vaginal-/Anal- Probleme. Die schlimmen Beschwerden sind völlig weg, hin und wieder noch mal Brennen, aber das hat ja wohl jede Frau hin und wieder
7. Kopfschmerzen/Migräne. Ich leide noch öfter an meistens leichter Migräne, verwende also keine Schmerzmittel mehr, noch vor 10 Jahren wurde ich deshalb 7-14 Tag monatlich krankgeschrieben
8. Schlafstörungen. Hier hat sich leider noch keine Besserung eingestellt, benötige nach wie vor vom Arzt verschriebene Schlaftabletten, dies kann aber insbesondere auf mein kindliches Missbrauchstrauma zurückzuführen sein
9. Immunstörungen /auffallend starke Infekterkrankungen. Darunter leide ich nicht mehr
10. Hautprobleme. Besonders an den Beinen noch trockene Haut, aber auch schon wesentlich weniger geworden, muss nicht mehr täglich cremen, aber im Alter leiden ja unter diesem Symptom viele Menschen
11. Zahnprobleme / Zahnfleisch, Kiefer. Noch immer ohne ersichtlichen Grund plötzlich auftretende Zahnschmerzen, die nach Schlaf oder Schmerzmedikamenten wieder verschwunden sind
12. Depressionen / Trübsal. Noch immer vorhanden, aber nicht mehr stundenweise sehr stark schwankend, kann damit schon um vieles besser umgehen
13. Tennisarme / Karpaltunnelsyndrom / Sehnenscheidenentzündungen. Innerhalb des letzten

halben Jahres stärkere Beschwerden, aber bereits wieder am Abklingen

14. Ohrengeräusche / Tinnitus / Entzündungen / Hörbeschwerden. Entzündungen nur mal kurzzeitig, von alleine wieder abklingend, Tinnitus noch vorhanden, aber schon mehrmals für kurze Zeiten völlig weg und das nach über 40 Jahren Belastungszeit, Hörbeschwerden infolge Alter stärker
15. Schwindel, Orientierungsstörungen. Noch des Öfteren, aber von der Stärke im Verhältnis zu früher Pinatz
16. Fibronebel. Längst nicht mehr so stark wie vor der Therapie, mitunter vom Fibronebel frei - herrliches Gefühl
17. Starkes Anschwellen der Extremitäten. Tritt selten und dann häufig beim Autofahren auf
18. Starke Schmerzen schon bei leichten Berührungen. Nicht mehr vorhanden, muss mich schon stärker anfassen oder anfassen lassen, wenn ein Schmerz spürbar werden soll
19. Herzbeschwerden / Kreislauf, Atemnot. Noch vorhanden, aber wie auch vorher von wechselnder Stärke und Dauer
20. Allergien / Nahrungsmittelunverträglichkeit. Kann wieder Ohrringe tragen ohne Anschwellen der Ohrläppchen, wenn ich auf Weißmehlprodukte, Bohnenkaffee und viel Süßes verzichte, geht's mir gut
21. Verstopfte Nase. Am Tage so gut wie weg, nachts noch des Öfteren
22. Augenprobleme. Sehr schlechte Sehkraft, verschwommenes Sehen, Doppeltsehen, noch nicht

verbessert - aber Brennen in den Augen nur noch selten vorhanden, früher trat das sehr oft auf und war sehr lästig

23. Harnblasenprobleme. Nach dem Wasserlassen noch öfter Brennen, welches aber durch Verwendung von Blutwurztinktur sofort wieder aufhört, nur sehr selten akute Harnblasenbeschwerden.

24. Starkes Schwitzen. Nicht mehr so schlimm, aber noch immer stark belästigend

25. Haare / Nägel = negative Auffälligkeiten. Haare nicht mehr so kraftlos, fiel auch der Frisöse auf, Fingernägel brechen seltener ab. Auffällig waren vor der Therapie sehr tief gefärbte Fußnägel, innerhalb der 3 Jahre Therapie sind sie aber auffallend hell geworden

26. Beschwerden an den Füßen. Mittelfußknochenblockierungen nicht mehr vorhanden, nur noch selten lautes Knacken der Mittelfußknochen, müde Beine schon noch öfter bei Wärme, die Sehnenscheidenentzündungen haben sich an beiden Füßen erheblich verbessert, der Schmerz wie beim Fersensporn nur noch selten

27. Halsbeschwerden jeglicher Art. Öfter noch belegte Stimme, besonders morgens und nachts, dann auch Halsschmerzen im Rachenbereich, aber keine akuten Entzündungen mehr

28. Restless legs. Als Kind sehr stark, zwischen 30 und 50 Jahren auch bis zur Lästigkeit, jetzt nicht mehr vorhanden

29. Überempfindlichkeitsstörungen / Geruch, Geräusche. Licht- Geräusche und Lärmempfindlichkeit noch vorhanden, aber um vieles schwächer als vor der

Therapie, beim Geruch kann es zu Falschmeldungen kommen, aber auch schon seltener

30. Gesichtsschmerzen / Schwellungen / Empfindungsstörungen. Treten eigentlich immer in Verbindung mit Problemen im Mundbereich auf, Kribbeln auf der Haut nur noch selten, Augenliedzuckungen kaum noch
31. Überstarkes Reagieren auf Hitze / Kälte. Das ist längst nicht mehr so extrem. Aber starke Hitze vertrage ich doch erheblich schlechter als in jüngeren Jahren - aber ich denke, das ist im Alter normal.
32. Morgendliches starkes Verschleimtsein der Bronchien mit Hustenreize. Diese Symptome treten noch zeitweilig auf, also nicht mehr ständig.
33. Angeschwollenes schmerzhaftes Drüsengewebe (wie Leistengegend, Bauchdecke) Besonders in der Leistengegend sind die extrem starken Schmerzen schon sehr zurückgegangen, aber das Drüsengewebe ist noch geschwollen. Bei der Bauchdecke treten noch zeitweilig starke Schmerzen auf, doch Gummis an dieser Stelle sind meistens wieder zu ertragen.
34. Morgensteifigkeit inclusive Befindlichkeitsstörungen, extremen Schmerzen. Ist noch mehr als mir lieb ist vorhanden.
35. Mundtrockenheit, Brennen, übler Geschmack Zeitweilig noch extrem, aber meistens erträglich, wenn ich etwas esse oder trinke.
36. Unterzuckerungsprobleme. Sind nach der letzten Diät gegen Hypoglykämie stark zurückgegangen.
37. Extremes Engegefühl in Brust / Bauchraum

Dies überkommt mich noch des Öfteren des Nachts, habe dabei Atemnotbeschwerden, hängt sicher mit meiner Schlaf-

apnoe zusammen. Insbesondere belasten mich nun noch immer die Schlafstörungen und Depressionen, aber beides scheint Folge des kindlichen Missbrauchs zu sein, evtl. ist Letzteres auch eine Vererbung. Doch meine Stimmungsschwankungen sind wesentlich geringer geworden. Schmerzen am Körper sind hauptsächlich morgens und nach dem Aufstehen vorhanden, im Laufe des Tages bin ich bei mäßiger Belastung meist schmerzfrei. Hypoglykämie richtet sich ganz nach meinen Essgewohnheiten, jetzt bei der strengen Diät geht es mir diesbezüglich gut. Möchte doch noch etwas hinzufügen: Um vieles besser geworden sind meine schlimmen Schmerzen in den Leistenbereichen. Es hat oft geschmerzt, als würde der ganze Leib zerreißen, ließ mich nicht mehr gerade gehen und begann bei jedem Versuch Spazieren zu gehen, erheblich schlimmer zu werden. So, das waren meine Verbesserungen zum vorher geschilderten Krankheitsbild meiner Fibromyalgie. Ich denke, Ihr werdet mir zustimmen, wenn ich sage: Ich lebe wieder!
(Vorher war es nur noch ein Dahinvegetieren).

Eine Betroffene berichtet über ihre persönlichen Erfahrungen mit Behörden bei der Krankheit Fibromyalgie

Als Betroffene würde ich meine Krankheit so definieren:

F = Fertig für den Rest des Lebens
I = Ignoranz von Ärzten und Ämtern
B = Behördenwillkür
R = Rheuma ähnliche Beschwerden im ganzen Körper
O = Odyssee durch die Praxen sämtlicher Fachrichtungen
M = Müdigkeit
Y = Yoga hilft auch nur begrenzt
A = Arbeitsunfähig, aber keiner glaubt`s
L = Lebensqualität ade
G = Glückshormone - Fehlanzeige
I = Inkompetenz an wichtiger Stelle
E = Erschöpfungszustand

Ich habe aufgrund verschiedener, ungeklärter Beschwerden und Schmerzen und vor allem ständiger Müdigkeit und zunehmendem Kräfteverlust meine langjährige Arbeitsstelle in einer Zahnarztpraxis Mitte 2000 mit 51 Jahren gekündigt. Danach versuchte ich bei einem befreundeten Tierarzt stundenweise einer leichteren Tätigkeit nachzugehen, musste aber wegen der ständig schmerzenden Füße nach einem halben Jahr den zwar interessanten, aber überwiegend stehenden Job aufgeben. Da bis dahin keinerlei Krankheiten diagnostiziert werden konnten, versuchte ich wieder in einer Zahnarztpraxis eine meist sitzende Tätigkeit auszuüben, die aber auch an meinem Gesundheitszustand scheiterte und ich schließlich im Oktober 2001 meinen Beruf endgültig aufgab. Zu dieser Zeit wurde auch die Diagnose „Fibromyalgie“ gestellt. Ich meldete mich im Oktober 2001 auf dem Arbeitsamt arbeitslos und wurde dort Anfang Januar 02 vom Amtsarzt untersucht und als nicht vermittelbar zum Hausarzt geschickt, um mich arbeitsunfähig schreiben zu lassen. Ab Ende Februar stand mir von meiner Krankenkasse (BKK für Heilberufe) Krankengeld zu, das ich erstmals am 07. Mai bezog. Auf Anraten meines Hausarztes stellte ich am 18.04.02 einen Rentenantrag, in dessen Verlauf ich zur orthopädischen und psychologischen Begutachtung geschickt wurde. Von Seiten des Orthopäden wurde mir zuerst gesagt: Fibromyalgie ist doch gar keine Krankheit. Wie das Gutachten danach aussah, weiß ich nicht. Am 12. Mai wurde ich von meiner Krankenkasse zum Med. Dienst geschickt. Das Gutachten bestätigte zwar meine Arbeitsunfähigkeit, nicht aber eine Erwerbsunfähigkeit. Um das zu klären sollte ich auf Kur geschickt werden. Da aber über den Rentenantrag zu diesem Zeitpunkt noch nicht entschieden war, wurde mir von der Krankenkasse geraten, die Kur hinauszuschieben (heute weiß ich, dass es dabei nur um Kostengründe ging). Am 25.08.02, einem Freitag um 17.00 Uhr, bekam ich einen Anruf von meiner Krankenkasse, dass ich ab Montag, 28.08. wieder arbeitsfähig sei und mich sofort auf dem Arbeitsamt zu melden habe, um keine Nachteile entstehen zu lassen. Die Entscheidung habe mein Hausarzt zusammen mit dem Med. Dienst getroffen. Ich bat meinen Hausarzt schriftlich um eine Stellungnahme, da er sich gerade im Urlaub befand und er rief mich umgehend an, um mir mitzuteilen, dass er sich weder mit der Krankenkasse besprochen, noch dem Med. Dienstes meine Arbeitsfähigkeit bestätigt habe. Ich bekam in der darauf folgenden Woche ein Schreiben meiner Krankenkasse, in dem mir auf meinen Protest hin mitgeteilt wurde, dass ich am 21.08.02 beim Med. Dienst zur Begutachtung gewesen sei, was aber nicht der Wahrheit entsprach. Ich meldete mich daraufhin beim

Arbeitsamt, da mein Hausarzt erst am 09.09.02 wieder vom Urlaub zurück war und mich sofort ab diesem Zeitpunkt bis 31.12.02 wieder krank schrieb. Diese Aktion hatte zur Folge, dass ich für die nächsten sechs Wochen wieder auf Arbeitslosengeld angewiesen war. Der Arzt versuchte daraufhin die Angelegenheit zu klären und berichtete mir, dass man vom Med. Dienst nach „Aktenlage" entschieden hätte, und dass er sich bei einem Telefonat über den Tisch gezogen gefühlt habe Meine nervliche Situation hatte sich krankheitsbedingt und aufgrund der geschilderten Umstände derart verschlechtert, dass ich einen Rechtsanwalt einschaltete. Anfang September 2002 bekam ich von der BfA eine Mitteilung, dass man mir - um über meinen Rentenantrag entscheiden zu können - eine Rehamaßnahme anbieten würde, der ich zustimmte. Die Genehmigung bekam ich am 09.10.02 mit Termin Ende November/Dezember. Von meiner Krankenkasse bekam ich ebenfalls einen Kurantrag zugeschickt, mit dem Vermerk, dass bei ihnen eingereichte Anträge schneller bearbeitet würden. Ich bekam zwar kein Krankengeld, dafür aber einen Kurtermin am 06.11.02 in Bad Aibling. Diese Kur war eine einzige Katastrophe! Mir wurde auf Anfrage hin nach ein paar Tagen gesagt, es sei normal, dass man anfangs unter verstärkten Schmerzen zu leiden habe, ich solle aber ruhig alle Anwendungen mitmachen, Schmerzmittel nehmen und „die Zähne zusammenbeißen". Dass es sich bei den verordneten Schmerzmitteln um morphiumähnliche Mittel (Tramal, Valoron) handelte, erklärte mir erst danach mein Hausarzt. Bei der Chefvisite musste ich mir dann sagen lassen, Fibromyalgie-Patienten könnten in der Regel das Programm gar nicht durchziehen, sie werfen nach 2-3 Tagen das Handtuch. Da stand für mich fest, dass ich hier wohl am falschen Platz gelandet bin. Zu meinem Rentenantrag erklärte mir der Chefarzt, ich gehöre wohl zu dem 5% Fibromyalgie-Patienten „ohne Befund", wobei er doch mit den restlichen 95% „mit Befund" nicht wisse, was er machen solle. Ich fühlte mich derart verhöhnt, dass ich meinen Unmut schriftlich in dem Abschlussbogen wiedergab. Zu meinem großen Erstaunen erhielt ich nach Abschluss der Kur am 27.11.02 eine Stellungnahme des Chefarztes. Zu Beginn der Kur beantragte ich bei der BfA Übergangsgeld, das mir aber dann nicht ausbezahlt wurde. Auf telefonische Anfrage hin erklärte mir die Sachbearbeiterin der BfA, die Krankenkasse habe die mir zugesagte Bescheinigung über den Bezug von Ersatzleistungen nicht weitergeleitet. Nach mehrmaligen vergeblichen Versuchen begnügte sich die BfA mit einem Ersatz vom Arbeitsamt, und ich bekam am 23.12.02 endlich mal wieder etwas Geld. Von dieser äußerst erfolglosen Reha wurde ich mit dem Befund „sofort arbeitsfähig" entlassen, obwohl es mir nach der Kur schlechter ging, als vorher. Ich suchte umgehend meinen Arzt auf, der mich auch sofort wieder krank schrieb. Von meiner Krankenkasse bekam ich ein Schreiben, dass nur der Befund der Klinik, nicht aber der Arzt ausschlaggebend sei und ich mich sofort wieder arbeitssuchend zu melden habe. Anfang Dezember war ich wieder beim Arbeitsamt. Die Sachbearbeiterin dort war diesem Durcheinander nicht mehr gewachsen und holte sich in ihrer Leistungsabteilung den Rat, ich solle nach dem 31.12.02 mich für zwei Tage nicht krank schreiben lassen, damit das Arbeitsamt ab 03.01.03 wieder zahlungspflichtig wird. Da aber die Krankenkasse sich seit 20.10.02 weigert, mir sowohl eine Bescheinigung, als auch Krankengeld für den ausstehenden Zeitraum zu überlassen, kann das Arbeitsamt seiner Pflicht nicht nachkommen. Während der Kur wurde bei einer Blutuntersuchung eine Unstimmigkeit festgestellt. Sofort nach meiner Rückkehr ließ ich bei einem ortsansässigen Rheumatologen eine Untersuchung machen, die aber keine besonderen Auffälligkeiten ergab und mir wurde wörtlich gesagt, wenn jeder, der Schmerzen hätte aufhören würde zu arbeiten, dann würde ab 50 keiner mehr arbeiten! Das sind jetzt nur die Randerscheinungen! Über die primären und spürbaren Probleme, die diese Krankheit mit sich bringt, habe ich mich noch gar nicht ausgelassen. Es glaubt einem ja doch keiner. Wenn jemand wirklich noch nicht genügend krank sein sollte, durch solche Erlebnisse wird er es bestimmt. Und deshalb bin ich nun beim Psychiater gelandet! Die BfA hat sich bis heute (März 03), außer auf meine Stellungnahme zur Kur, noch nicht geäußert. Ich rechne aber täglich mit einem Bescheid, dass mein Rentenantrag aufgrund des „erreichten Therapiezieles" abgelehnt wird. (ablehnender Bescheid am 31.03.03) Nachdem mein Rechtsanwalt nun mit Klage gegenüber der Krankenkasse gedroht hat, kam am 23.01.03 die Bescheinigung über den Bezug von Krankengeld vom 21.10.02 - 05.11.02 und Übergangsgeld vom 06.11.02 - 27.11.02. Nun hatte ich zwar die Bescheinigung, (sogar die vom Übergangsgeld, das mir die BfA bezahlt hat) aber kein Geld! Schweren Herzens rief ich bei der Krankenkasse an und musste feststellen, dass sich eine andere Sachbearbeiterin dieses Chaoses angenommen hatte. Sie räumte die Versäumnisse ein, wies die Krankengeld Zahlung an, und veranlasste einen neuerlichen Termin beim Med. Dienst. Dieses Gutachten bewirkte zumindest, dass ich nun mein Krankengeld regelmäßig ausbezahlt bekomme. Zum Glück habe ich einen Ehemann, der mich die ganze Zeit über noch ernähren konnte, was macht jemand, der nicht so gut gestellt ist??? Durch Eigeninitiative bin ich auf einen Professor in München gestoßen, der über Fibromyalgie bereits ein Buch geschrieben und schon mehrere Leidensgenossen erfolgreich operiert hat. Ich werde mich einer Untersuchung unterziehen und falls möglich auch einer Operation, auch wenn ich die Kosten dafür selber tragen muss. (2500,00 €).Und oftmals sind bis zu vier Operationen notwendig. Ich glaube, das alles nimmt niemand auf sich, der nicht wirklich krank ist! Am 31.03.03 bekam ich von der BfA den ablehnenden Bescheid meines Rentenantrags und auf Antrag vom Versorgungsamt eine Behinderung von lediglich 30%. Zu diesem Zeitpunkt habe ich aufgehört, detaillierte Aufzeichnungen zu erstellen, aus Frust, aus Verzweiflung und einfach, weil die Kraft nicht mehr ausgereicht hat. Aber mein Mann hat mich immer wieder ermutigt, nicht aufzugeben und weiterzukämpfen. So habe ich noch weitere Gutachten über mich ergehen lassen, mir von verschiedenen Ärzten Gemeinheiten an den Kopf werfen lassen müssen und schließlich mit Hilfe meiner, in Sachen Fibromyalgie, sehr kompetenten Psychologin meine Rente wegen voller Erwerbsminderung erkämpft.

Am 16.09.03 bekam ich von der BfA meinen Rentenbescheid rückwirkend zum 01.08.02. Somit begann der Rückzahlungsmarathon! Ich bin heute trotz aller Ärgernisse froh, dass ich dieses Theater mitgemacht und nicht aufgegeben habe. Heute kann ich zwar nicht mehr arbeiten, aber durch die Zeit, die ich mir frei einteilen kann, ist die Krankheit wesentlich besser zu ertragen. Ich kann mir nach einer Werkphase eine Ruhephase gönnen und so einen einigermaßen zufriedenstellenden Tagesablauf erreichen.

Abschließende Gedanken

Es ist mir ein Bedürfnis, hier nochmals zu erwähnen, dass ich diese Ausarbeitungen nicht geschrieben habe, um jemand anzuklagen oder für die Miesere rund um die Krankheit Fibromyalgie verantwortlich zu machen. Doch es ist nun wahrlich an der Zeit, dass nicht nur die Betroffenen selbst die Symptome und Mechanismen dieser im wahrsten Sinne des Wortes „heimtückischen" Krankheit benennen können. Wissenschaftler und Mediziner täten gut daran, wenn sie engeren Kontakt zu Betroffenen suchen würden, um auszuschließen, dass es auf Grund des extrem langen und unterschiedlichen Krankheitsverlaufs zu ungenauen Erkenntnissen, bzw. zu falschen Betrachtungsweisen der Krankheit Fibromyalgie kommt. Auch habe ich die Erfahrung gemacht, dass peinliche Symptome, den Anal- Oral- und Vaginal–Bereich betreffend, nur in ganz persönlichen Gesprächen erwähnt werden, vielen Ärzten also gar nicht bekannt sind.

Die Symptome in ihrer Gesamtheit machen deutlich, dass das Beschwerdebild dieser Krankheit längst nicht nur auf das Schmerzgeschehen hinweist, welches durch eine gestörte Schmerzwahrnehmung entstanden sein könnte. Bei diesem umfassenden Krankheitsbild muss mehr durcheinander geraten sein, als nur ein Schmerzgeschehen, welches sich verselbstständigt hat. Spätestens nach den oben erwähnten Aussagen müsste ersichtlich werden, wie bedeutsam eine gezielte, dass heißt den gesamten Menschen umfassende und aufbauende Therapie für die betroffene Patientengruppe ist.

Völlig falsche Aussagen wurden entsprechend meiner durchgeführten Umfragen zu dem Beginn der Krankheit Fibromyalgie gemacht. Denn man geht heute davon aus, dass die Erkrankung zwischen dem 30. und 40. Lebensjahr beginnt. Doch entsprechend unserer diesbezüglichen Umfrage mit 138 Personen litten aber von den Befragten 101

Erkrankte bereits seit der Kindheit bzw. noch vor dem 20. Lebensjahr an ersten Symptomen, die sie im späteren Verlauf eindeutig der Fibromyalgie zuordnen konnten. Wie viel wertvolle Therapiezeit wird hier aus Ignoranz vertan. So wird meines Erachtens und entsprechend der Aussage unserer Umfrage fälschlicherweise die Zeitspanne mit den höchsten Beschwerden (Vollbild) als Beginn der Krankheit Fibromyalgie angesehen. Auch nach unserer Umfrage verging vom Vollbild der Fibromyalgie bis zur endgültigen Stellung der Diagnose etwa eine Zeit von etwa 7 - 10 Jahren.

Eine ähnlich falsche Aussage wird meiner Meinung nach ebenfalls zum weiteren Verlauf der Krankheit gemacht. So kann ich auch die Aussage „im Alter werden die Beschwerden dieser Krankheit häufig geringer" aufgrund unserer Umfrage nicht bestätigen. Wenn man vom Zeitraum der meisten Arztbesuche der Patienten mit erfolgter Diagnosenstellung Fibromyalgie ausgeht, kann man eine Verringerung der Arztbesuche im höheren Alter nicht gleichsetzen mit einem Abklingen der Erkrankung. Denn viele Betroffene gehen nun eigene Wege zur Linderung ihrer Schmerzen. Sie haben feststellen müssen, dass die derzeitigen Therapien häufig ihr Beschwerdebild verschlechtern. Zudem können immer weniger Leidende die angehobenen Preise der Anwendungen selbst finanzieren. Unsere Umfragen mit etwa 150 Betroffenen machten deutlich, dass die überwiegende Mehrzahl bereits im ersten Lebensviertel von typischen Fibromyalgiesymptomen betroffen war. Aber innerhalb des zweiten und dritten Lebensviertels wurde schließlich erst die Diagnose gestellt. Dadurch scheint es also in diesem Zeitraum die meisten Betroffenen zu geben. Patienten, bei denen sich erst im dritten Lebensviertel erste Symptome der Fibromyalgie zeigten, lagen unter 10% aller Betroffenen in diesem Alter. Das bedeutet nach unseren Umfragen, dass von den Fibromyalgiekranken im Alter zwischen 50 - 70 Jahren nur noch eine geringe Anzahl der insgesamt Be-

troffenen ärztliche Hilfe suchte. Gehen wir von neueren Studien zur Krankheit Fibromyalgie aus, die aufzeigen, wie viele dieser diagnostizierten Patienten in Deutschland Physiotherapien in Anspruch nehmen, so dürften damit besonders die Patienten des zweiten und dritten Lebensviertels erfasst sein. Entsprechend der Studienaussagen benötigen 81% der Erkrankten fortlaufend physikalische Anwendungen. Und immerhin 41% nehmen demnach eine psychotherapeutische Betreuung in Anspruch. Welche hohe Dunkelziffer von wirklich Betroffenen verbirgt sich aller Wahrscheinlichkeit hinter diesen Aussagen? Denn die vielen noch nicht diagnostizierten Fibromyalgieerkrankten suchen ja ebenfalls verzweifelt nach Linderungswegen. Eine frühzeitigere Erfassung der Fibromyalgiepatienten, sowie frühestmögliche und auf die Verhinderung des letzten Stadiums abgestimmte Therapiemaßnahmen könnten eine erhebliche Verringerung des zur Zeit noch ganz erheblichen Kostenaufwands bewirken. Derzeitige Schätzungen von 1-3 % Betroffenen allein in Deutschland machen das Ausmaß dieser Ausgaben deutlich. Hierbei sind die finanziellen Einbußen durch Krankschreibungen, Umschulungen und vorzeitigen Berentungen noch gar nicht mit erfasst.
Und schließlich zeigt der Verlauf der Fibromyalgieerkrankung bei allen unseren befragten Personen über 50 Jahren, dass die Aussage, „diese Krankheit verursache keinerlei körperliche Veränderungen oder Spätschäden " schlichtweg falsch zu sein scheint. Wie oben bereits erwähnt, war nur eine einzige Befragte nicht von Symptomen der Arthrose betroffen. Eigentlich dürfte doch nach diesen Darlegungen niemand mehr daran zweifeln, wie bedeutsam eine gezielte und frühzeitig begonnene Therapie bei der Krankheit Fibromyalgie ist.
Fatal dürfte es jedoch für Betroffene und deren Angehörige werden, wenn die Krankheit Fibromyalgie nur von der wirtschaftlichen Seite her betrachtet wird. Ähnliche Aussagen, wie folgende zur Krankheit „ Alzheimer " würden

immer mehr Menschen mit Fibromyalgie in ein lebensunwürdiges Dahinvegetieren treiben: „Da die Menschen in den Industrieländern immer älter werden, rechnet man bis zum Jahr 2050 mit einer Verdoppelung der Patientenzahlen der Alzheimer Krankheit - eine drohende Katastrophe für das Gesundheitswesen. (jr)."
http://www.judithrauch.de/Texte/alzheimer.html
Aufgrund der wirtschaftlichen Möglichkeiten - der ärztlich zumutbaren Pflichtausübungen - ganz besonders aber, um den Betroffenen, deren Leben bestimmt ist von unerträglichen Schmerzen in ein lebenswertes Dasein umzuwandeln sind Forscher, Politiker und besonders unsere Wirtschaft gefragt. Denn schließlich sollte der Mensch, in diesem Fall der leidende Mensch im Vordergrund der Überlegungen stehen und nicht nur Einbußen innerhalb der Wirtschaft.
Kommen nicht auch leider immer mehr Ärzte in die schwierige Lage, Entscheidungen aufgrund der wirtschaftlichen Situation treffen zu müssen, welche sie in ungesunde Stresssituationen hinein manövrieren? Aber wir alle wissen, ungesunder Stress macht krank und er macht auch vor Ärzten und Politikern nicht halt. Es sei denn, diese Berufsgruppen sind nicht von dem vermuteten Genschaden, der für die Fibromyalgie verantwortlich ist, betroffen.

Das Betrachten umfangreicher Erfahrungs- und Forschungswerte macht meines Erachtens deutlich, dass wir es bei der Krankheit Fibromyalgie nicht mit einer neuen Krankheit zu tun haben. Aber das vielseitige Krankheitsbild scheint aufzuzeigen, dass frühere, häufig unerklärliche Symptome unterschiedlicher Erkrankungen, die auf die Psyche geschoben wurden, einer gemeinsamen Ursache zuzuordnen sind, nämlich einer generalisierten Erschöpfung des gesamten Organismus. Diese scheint durch einen (bislang noch nicht wissenschaftlich belegten) Gendefekt ausgelöst zu werden. Ursprünglich hatte ich geplant, die vorliegenden Darlegungen ohne Erwähnung der Guaifenesintherapie nie-

derzuschreiben. Denn ich möchte keinesfalls, dass mein Text als Werbung für diese Therapie angesehen wird. Mein Anliegen ist vielmehr wie anfangs bereits erwähnt, mitzuhelfen, dass die vielen Irrtümer um die Krankheit Fibromyalgie endlich der Vergangenheit angehören.
Natürlich verbinde ich auch damit die Hoffnung, dass zukünftig Erkrankte nicht den langen und schmerzhaften Leidensweg in Angst, zerstörter Hoffnung, Verzweiflung, psychischer Verletzung, Depression sowie zwischenmenschlicher und finanzieller Schwierigkeiten zu beschreiten haben, wie es jetzt leider größtenteils der Fall ist. Doch der Vollständigkeit halber habe ich mich nun entschieden, auch die Ergebnisse der Guaifenesintherapie von der Krankenschwester Jutta Bühne und meine Veränderungen des Krankheitsbildes nach drei Jahren der Guaifenesintherapie anzuführen. Erwähnen möchte ich, dass mich die pure Verzweiflung dazu bewogen hat, diesen Therapieweg zu beschreiten. Es ist keine einfache Therapie - zumal in Deutschland fast alle Erkrankten, die sich für diese Therapie nach Dr. Amand entschieden haben, das Therapieverfahren ohne ärztliche Anleitung durchführen müssen. Vorraussetzung einer erfolgreichen Therapie ist die strickte Einhaltung der Durchführungsanleitung.
Da es sich hierbei um ein Ausschwemmungsverfahren handelt, muss die Guaifenesintherapie ein Leben lang beibehalten werden. Im Zeitraum zwischen ein bis fünf Jahren wird der Patient die Menge ausgeschwemmt haben, dass er sein Leben wieder schmerzfrei bewältigen kann. Doch es muss bedacht werden, dass auch die Ausschwemmung ähnliche Schmerzen, wie die bisherigen Schübe der Krankheit verursacht, die aber allmählich immer erträglicher und schwächer werden. Ohne Eigenverantwortung, Konsequenz, Geduld und Willensstärke ist diese Therapie nicht durchführbar. Gut beraten ist, wer sich einer speziellen Selbsthilfegruppe für dieses Therapieverfahren anschließt, wie beispielsweise der Selbsthilfegruppe im Internet unter:

www.contra-dem-schmerz.de oder der Selbsthilfegruppe in Setzingen unter der Leitung der Hebamme Frau Dora Maier. Wie oben schon erwähnt, trifft auch bei dieser Therapie zu, dass für den Erfolg der Behandlung ein möglichst frühzeitiger Beginn des Therapierens erfolgen muss. Denn dadurch kann dem Jahrzehnte langen Leidensweg, der belastenden Zeit der Ausschwemmung und den manifestierten Spätfolgen im Spätstadium erfolgreich entgegengewirkt werden. Beispiele von jugendlich Betroffenen belegen im Rahmen der Guaifenesintherapie eine viel frühere Rückkehr zur schmerzarmen und energiereichen Zeit nach der Ausschwemmung.

Zur Verwendung kommt bei der von Dr. Amand entwickelten Therapie das Produkt Guaifenesin, welches üblicherweise Hustensäften beigefügt wird. Da im Sommer diesen Jahres in Amerika das erste Medikament zur Krankheit Fibromyalgie zugelassen wurde, möchte ich die Hinweise aus der Roten Liste zum Vergleich der Nebenwirkungen beider Arzneimittel Lyrica und Guaifenesin kommentarlos einstellen:

Rote Liste

Nebenwirkungen.
Lyrica, (Pregabalin):

Sehr häufig:
Benommenheit, Schläfrigkeit. Häufig: gesteigerter Appetit, Euphorie, Verwirrung, Reizbarkeit, verringerte Libido; Ataxie, Koordinationsstör., Tremor, Dysarthrie, Gedächtnisstör., Aufmerksamkeitsstör., Parästhesie; verschwommenes Sehen, Diplopie; Vertigo; Erbrechen, Mundtrockenheit, Verstopfung, Flatulenzen; erektile Dysfunkt.; Gangstör., Trunkenheitsgefühl, Abgeschlagenheit, periphere Ödeme, Ödeme; Gewichtszunahme.

Gelegentlich:
Anorexie; Halluzinationen, Panikattacken, Ruhelosigkeit, Agitiertheit, Depression, Niedergeschlagenheit, Stimmungsschwankungen, Depersonalisation, gesteigerte Schlaflosigkeit, Wortfindungsstör., abnorme Träume, gesteigerte Libido, Anorgasmie, Apathie; Synkopen, Stupor, Myoklonus, psychomotor. Hyperaktivität, Gesichtsfeldeinengung, Geschmacksverlust, Dyskinesie, posturaler Schwindel, Intentionstremor, Nystagmus, kognitive Stör., Sprachstör., verringerte Reflexe, Hypästhesie, Amnesie, Hyperästhesie, brennendes Gefühl; Sehstör., geschwollene Augen,. verringerte Sehschärfe, Augenschmerzen, Schwachsichtigkeit, Augentrockenh., verstärkter Tränenfluss; Tachykardie, Gesichtsrötung, Hautrötung mit Wärmegefühl; Dyspnoe, trockene Nase; aufgeblähter Bauch, gastroösophagealer Reflux, vermehrter Speichelfluss, orale Hypästhesie; papulöser Ausschlag, Schwitzen; Muskelzuckungen, Gelenkschwellungen, Muskelkrämpfe, Myalgie, Arthralgie, Rückenschmerzen, Schmerzen in den Extremitäten, Steifigkeit d. Muskulatur; Harninkontinenz, Dysurie; verzögerte Ejakulation, Stör. d. Sexualfunkt.; Stürze, Engegefühl in der Brust, Asthenie, Durst; Erhöh. der Kreatinphosphokinase, Alanin-Aminotransferase u. Aspartat-Aminotransferase, Thrombozytenzahl erniedrigt.

Selten:
Neutropenie, Hypoglykämie; übermäßige Empfindsamkeit, Enthemmung, gehobene Stimmungslage, Kopfschmerzen; Hypokinesie, Parosmie, Schreibstör.; „Tunnelblick", Oszillopsie, veränd. räuml. Sehen, Photopsie, Augenreizung, Mydriasis, Schielen, Lichtempfindlichk.; Hyperakusis; AV-Block 1. Grades,. Sinustachykardie, Sinusbradykardie, Sinusarrhythmie; Hypotonie, Hypertonie , kalte Extremitäten; Nasenbluten, Engegefühl im Hals, Nasopharyngitis, Husten, verstopfte Nase, Rhinitis,

Schnarchen; Aszites, Pankreatitis, Dysphagie, Übelkeit; Urtikaria, kalter Schweiß; Rhabdomyolyse, zervikale Spasmen, Nackenschmerzen; Nierenversagen, Oligurie, Amenorrhoe, Absonderungen aus der Brust, Brustschmerzen, Dysmenorrhoe, Brustvergrößerung; Anasarca, Gesichtsödem, geschwollene Zunge, Fieber, Steifigkeit, verstärkte Schmerzen; Hyperglykämie, Hypokaliämie, Leukozytenzahl erniedrigt, erhöhte Kreatininwerte, Gewichtsverlust.
Nach Absetzen einer Kurzzeit oder Langzeit - Therapie. von Pregabalin wurden bei einigen Pat. Entzugssymptome beobachtet: Schlafstörungen, Kopfschmerzen, Übelkeit, Durchfall, Grippesympt., Nervosität, Depressionen, Schmerzen, Schwitzen u. Benommenheit.
Wechselwirkungen: Die durch Oxycodon hervorgerufene Beeinträchtigung der kognitiven und grobmotorischen Funktion scheinen verstärkt zu werden. Die Wirkung von Ethanol und Lorazepam kann verstärkt werden.
Warnhinweise: In Übereinstimmung mit der gängigen klinischen Praxis kann es bei einigen Diabetes-Patienten, bei denen es unter einer Pregabalin-Therapie zu einer Gewichtszunahme kommt, notwendig werden, die Hypoglykämie-Medikation entsprechend anzupassen. Durch Benommenheit und Schläfrigkeit möglicherweise häufigeres Auftreten von sturzbedingten Verletzungen bei älteren Patienten. Nach Absetzen einer Kurzzeit - od. Langzeit-Therapie von Pregabalin wurden Entzugssymptome beobachtet. Patienten sollten zu Beginn der Behandlung hierüber informiert werden. Bei der Behandlung von zentralen neuropathischen Schmerzen aufgrund einer Rückenmarkverletzung, war die Häufigkeit von Nebenwirkungen - im Allgemeinen von zentralnervösen Nebenwirkungen, und hier insbes. der Schläfrigkeit – erhöht. Möglicherweise durch einen additiven Effekt aufgrund der Komedikation.
Bekannte Nebenwirkungen von Guaifenesin:

Sehr selten:

- Hautausschlag, Juckreiz, Koma, Konfusion
- Sehr selten:
- Schwindel, Übelkeit, Erbrechen, Magenunverträglichkeit, Sodbrennen
- Bradykardie
- Sehr selten:
- Bronchospasmus, Dyspnoe
- Granulozytopenie
- Sehr selten:
- Allergische Reaktionen einschl. anaphylaktischer Schock
- Schmerzen, Wärmegefühl

Abschließen möchte ich meine Ausführungen zur Krankheit „Fibromyalgie aus der Sicht einer Betroffenen ", mit Worten der Kölner Ärztin Dr. med. Anna Dorothea Hoeck, deren Gedanken ich mich voll anschließe (Zitat):

„Die eigentliche „Gesundheitsreform" besteht im Umdenken der Heiler. Diese sind verantwortlich für ihr Denken, ihr Tun und die daraus entstehenden Folgen, ungeachtet der hohen Komplexität der verschiedenen Ursachen für Krankheit. Der Heilende steht vor einem höheren Richter. Traditionell eingebürgerte Überzeugungen, Gesetze und Richtlinien dürfen ihn nicht binden und verblenden. Nur wer heilt, hat Recht. Die Überwachung, was heilt und was nicht, gehört in die Hände der Heiler zurück. Kein anderer hat vorzuschreiben, was heilt. Wem anders als dem Erkrankten soll der Arzt wohl glauben, um den Erfolg einer Behandlung zu ermessen? Die Rückmeldung des Kranken ist also die beste Therapiekontrolle."

http://www.fibromyalgie-forum.de/hoeck_08.html

Quellenangaben

www.contra-dem-schmerz.de
http://www.2.netdoktor.de/nachrichten/index.asp?y=2005&m=7&d=6&id=119642
http://www.thieme.de/presseservice/breaking_news/000526.html
http://idw-online.de/pages/de/news83550
http://www2.netdoktor.de/nachrichten/index.asp?y=2007&m=8&d

„Autosuggestion" von Emile Coue' Orbis Verlag 2002
www.gladiss.de/infos/fibromyalgie/pdf/fibromyalgiesyndrom.pdf
„Ganzheitliche Medizin in der ärztlichen Praxis" von Dr. Braun-von Gladiß

Deutsche Fibromyalgie Vereinigung (DFV) e.V., Mitgliederzeitschrift „Optimisten 3/2005, S. 71-21, L-Carnitin bei Fibromyalgie – Öffnung eines Teufelskreises? Muskuläre Störungen bei Fibromyalgie von Dr. rer.nat. Michael Rössing, sigma-tau Arzneimittel GmbH, Düsseldorf

Hinweise zum besseren Verständnis der Fibromyalgie von Dr. med. Anna-Dorothea Hoeck, Ärztin für Innere Medizin und Psychotherapie, Köln Häufige Fehlannahmen im derzeitigen Verständnis der Fibromyalgie
(Quelle: http:// www.altameda.de/cms/artikel/fibromyalgie/fms.html)

Fibromyalgie
Die revolutionäre Behandlungsmethode durch die man vollständig von Beschwerden frei werden kann " von Dr. med. R. St. Amand, und Claudia Craig Marek
Kapitel: Meine Theorie über die Ursache der Fibromyalgie von Dr. med. R. Paul St. Amand
Herstellung und Verlag: Books on Demand GmbH, 22848 Norderstedt, ISBN 3-8334-3235-7

Schmerzen überall von Dr. med.Thomas Weiss, Südwest Verlag GmbH 1997, ISBN3-517-01993-3

Gesundheit aus der Kraft der Wurzeln von Dr. Jörg Zittlau, Südwest Verlag 1999, ISBN3-517-07792-5

Fibromyalgie –Körper ohne Schmerz von Prof. Dr. DR. J. A. Bauer, Weltbild-Verlag 2002, ISBN: 3828920292

Weitere Links, deren Texte inhaltlich verwendet wurden:

http://www.br-online.de/umwelt-gesundheit/thema/fibromyalgie/diagnose.xml
http://www.gesund.co.at/gesund/MedNesws/2002/MedNewsW18.htm
http://www.schmerzakademie.de/artikel/pat_art62.php
http://www.muskel-erkrankungen.de/fibromyalgie/
http://www.das-gesundheitsportal.com/sites/fibromyalgie.html
http://www.schmerznetz.at/view.php?name=IndikationenFibromyalgie
http://www.web1.s134.typo3server.com/578.html
http://www.physioweb.der/info/news1343.htm
http://www.zm-online.de/13_01/pages2/mediz1.htm
http://www.focus.de/gesundheit/gelenkschmerzen/news/fibromyalgie_nid_40173.html
http://www.innovations-report.de/html/berichte/veranstaltungen/spezial-3779.html
http://www.schmerz-therapie-deutschland.de/pages/archiv/2001/pres_10.html
http://www.das-gesundheitsportal.com/sites/fibromyalgie.html
http://www.fibromyalgie-rhp.de/Beschreibung/Resignation/FibroChin/fibrochin.html
http://www.hr-online.de/website/rubriken/ratgeber/index.jsp?rubrik=3602&key=stand...
http://www.schmerz-therapie-deutschland.de/pages/archiv/2001/pres_10.html
http://www.seniorenpro.de/Raetselhafte-Fibromyalgie-U...
http://www.dr-nitsche.com/fibromyalgie-syndrom.htm
http://www.reha-prophy.de/view/rueckenSchmerz.htm
http://www.psychosoziale-gesundheit.net/psychiatrie/fibromyalgie.html
http://www.fibromyalgie-fms.de/fibromyalgie/Default.htm
http://www.netdoktor.de/ratschlaege/fakten/fibromyalgie.htm
http://www.fibromyalgie-tcm.de/fibromyalgie_krankheitsbild.php

Über die Autorin

Judith Dagota, 1941 in Magdeburg geboren, wurde infolge der Auswirkungen des 2. Weltkrieges mit ihren Eltern und dem älteren Bruder an den Rand der Altmark evakuiert. Dort lebt sie noch heute mit ihrem Mann und dem zweitgeborenen Sohn. Innerhalb ihres beruflichen Wirkens als Diplom Musiklehrerin, veröffentlichte sie drei Pädagogische Lesungen. 2006 erschien ihre Lebensgeschichte unter dem Titel „Fluch der Kindheit“ im Cornelia Goethe Literaturverlag.

Mit der Veröffentlichung dieses Buches beschreitet Judith Dagota mutig einen Weg, der den bisher stark tabuisierten Geschwistermissbrauch der Öffentlichkeit näher bringt.

***

Weitere Bücher der Autorin

Judith Dagota Fibromyalgie – Mein Nachschlagewerk für die Guaifenesintherapie ISBN 978-3-00-0301568 € 13,95 Edition Lumen

Judith Dagota und Birgit Latz
Die Umkehrung der Krankheit„Fibromyalgie - Mein Weg in die Schmerzfreiheit, ISBN 978-3-8423-8294-7, BoD Norderstedt, € 8,95

Birgit Kolb in Zusammenarbeit mit Judith Dagota
Kleiner Ratgeber zur Vermeidung von Salicylaten für die Guaifenesintherapie bei Fibromyalgie nach Dr. St. Amand
ISBN 978-3-94351807-8, Edition Lumen € 2,95

Bestellen können Sie diese Bücher direkt über die Autorin unter:
judithdagota@contra-dem-schmerz.de
oder über den Verlag **www.edition-lumen.de** und
www.amazon.de, sowie über den Buchhandel